KB240043

온 가족이 다함께 건강한 한 평생을!!

스트레스 정신피로 치료법

완벽한 사진해설

현대건강연구회 편

太乙出版社

머 리 말

스트레스라는 말의 유래는 오래된 감마저 있다. 피로감(疲勞感)이 쉽게없어지지않을때 등에 '스트레스가 쌓인 것일까'하는 말이나, 우리들이 극히 자연스럽게 스트레스라는 말을 사용할 정도로 이 단어는 이제 일상어가 된 느낌 조차 있다.

실제로 우리들의 주위에는 스트레스의 원인이 되는 것이 많이 있고, 더욱이 '테크노 스트레스', '연진 증후군(燃盡症候群)' '단신부임(單身赴任) 스트레스' 등 차차 새로운 이름의 스트레스가 증가하여 끊임없이 우리들의 심신을 위협한다.

스트레스는 여러가지 병을 유발시키고 마음 속에 쌓인 스트레스가 심해져 자살을 택하는 사람 조차도 적지 않다. 그렇다고 해서 살아가는 동안에 스트레스를 받지 않는 것은 불가능하다.

그렇다면 스트레스에 지지 않는 방법을 생각해 그것을 몸에 익히는 것이 최선의 방책이라고 생각한다. 그러나 그 방법을 알고 있는 사람은 적고, 더구나 몸에 익숙한 사람은 거의 없는 것이 현실이다.

이 책은 그러한 스트레스에 고민하는 사람들에게 조금이라도 도움이 되었으면 하는 바람에서 쓴 것이다.

구체적으로는 일상생활에 있어 스트레스와 정신피로의 치료 방법을 모든 각도에서 깊이 연구했다. 지압, 마사지를 시작으로 뜸(灸), 체조, 호흡법 등을 자세하고 알기 쉽게 설명했다. 하루에 5분 정도 매일 계속해서 하면 반드시 좋은 결실을 맺을 것이 틀림없다.

또 후반의 이론편에는 알고 있는 것 같으나 의외로 알 수 없는 스트레스의 메카니즘에서 스트레스가 일어나는 심신의 병, 병원에서의 치료법, 그리고 스트레스에 지지 않는 정신적인 대책에 이르기까지 상세히 설명했다.

그런 의미로 이 책은 스트레스에 대한 대책의 책이기도 한 동시에 스트레스 입문서(入門書)의 역할도 다하는 셈이다.

그런데 스트레스는 위궤양, 고혈압 등의 신체적인 병을 유발시키고, 이 병으로 인하여 병원을 방문하는 사람이 날이 갈수록 늘고 있다. 그 태반이 30대 후반에서 50대에 걸친 비지니스맨으로, 그것도 직장에서 중견 관리직에 있는 사람은 스트레스가 곧바로 엄습한다.

한편, 가정에서도 자율신경 실조증(自律神經失調症)과 여러가지 스트레스증에 시달리는 주부가 급격히 늘고 있는데, 여기에서도 특히 스트레스에 의한 악영향이 많음을 이야기한다. 현대는 스트레스증이 만연된 시대라고 해도 결코 과언은 아닐 것이다.

이와 같이 스트레스에 시달린 분들이 이 책을 읽고, 그 대치법을 실행하여, 하루라도 빨리 스트레스를 극복하고 심신이 함께 상쾌한 하루하루를 보내도록 원하는 바이다.

편자 씀

차례 *

* 차례

차례 *

* 차례

정신피로를 덜어주고 스트레스가 쌓이지 않는 강한
마음을 갖게 해주는 이론편

누구나 할 수 있는
스트레스·정신피로의 예방과 치료법

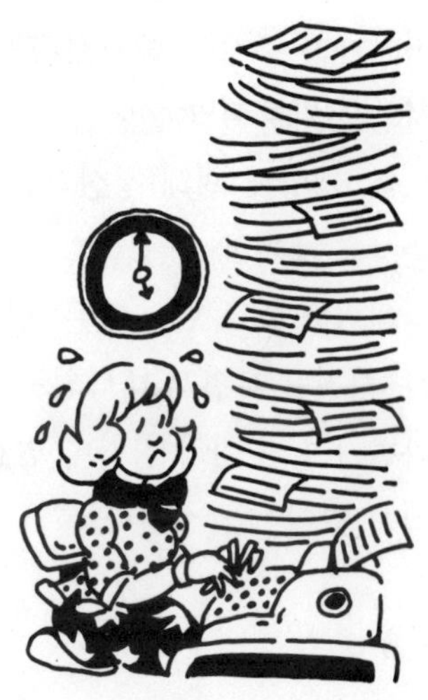

① 지압으로 치료한다

스트레스에 효력이 있는 급소를 찾는 방법

스트레스라고 생각된 경우, 당신은 어떻게 할 것인가. '취미에 몰두하여 잊는다', '스포츠로 발산한다', '물론 기분을 달랜다' 등 주위를 살펴보면, 실로 여러 방법으로 시도하는 사람이 있는 셈이다.

어느 경우도 유효한 방법이지만 개중엔 취미를 즐길 시간도 없을 정도로 바쁘거나, 여러가지 방법을 시도해 봐도 기분전환이 되지 않는다 라는 사람도 적지 않다. 이런 사람에게는 꼭 스트레스를 치료하기 위해선 지압(指壓)을 익히는 것이 좋을 것이라고 말하고 싶다.

지압은 동양의학(東洋醫學)에서 말하는 '급소'를 누르는 것에 의해 여러가지 증상을 해소시키는 방법이다. 급소는 몸의 부조(不調)와 정신 , 성질 등이 삐뚤어진 것을 정상적인 상태로 돌리는 조정점(調整点)으로, 지압에 의해 정신적인 스트레스와 스트레스가 원인이 된 불쾌한 증상을 제거할 수 있다.

여기에 예로 드는 것은 전반적으로 스트레스에 효과가 있는 급소이다. 사진을 보면서 대략의 위치가 짐작이 간다면, 그 주변을 손가락으로 가볍게 눌러 가장 감각이 민감한 곳을 찾아서 지압을 하라. 거기가 당신에게 있어서 급소이다.

손바닥의 급소를 찾는 방법

대 릉(大陵)

손목의 주름 중앙으로 두줄의 힘줄 사이에 있다. 손목을 안쪽으로 구부렸을 때 불룩해진 곳이 이 급소의 위치이다.

신 문(神門)

손목의 주름 위로 새끼손가락 힘줄 안쪽에 있다.

수 심(手心)

손바닥의 정확히 한가운데이다. 점이라기 보다는 범위라고 생각하는 쪽이 좋을 것이다.

노 궁(勞宮)

손바닥의 중앙이다. 가운데손가락의 손 끝에 묵 등으로 표시를 하여 손으로 꽉 쥐어보라. 표시가 된 곳이 노궁의 위치이다.

소 부(少府)

같은 방법으로 약지의 끝을 표시하여 손을 쥐고, 손바닥에 표시한 곳이 있는 것이 소부이다. 약지와 새끼손가락의 뼈 사이에 손목쪽으로 더듬어 감정선과 교차하는 위치에 있다.

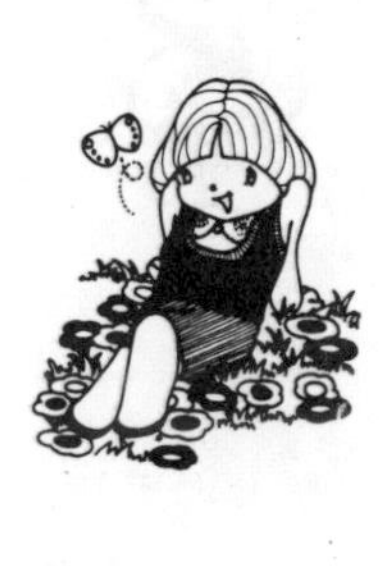

명 문(命門)

새끼손가락의 제2관절의 중앙에 있다.

신 혈(腎穴)

새끼손가락의 제1관절의 중앙에 있다.

심 혈(心穴)

가운데 손가락의 제1관절 중앙이다.

배의 급소를 찾는 방법

거 궐(巨闕)

정확히 명치의 위치에 있는 것이 이 급소이다.

등의 급소를 찾는 방법

심 유(心兪)

어깨 갑골(甲骨)의 중앙 높이로, 등뼈에서 손가락 폭 하나 반 정도의 외측에 있다. 등의 급소는 남이 지압해 준다.

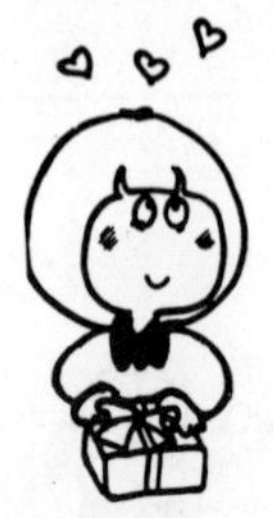

손끝으로 가볍게 눌러 감각이 둔한 곳이 있다면 그것이 당신의 급소.

• 스트레스에 효력이 있는 급소를 찾는 방법 •

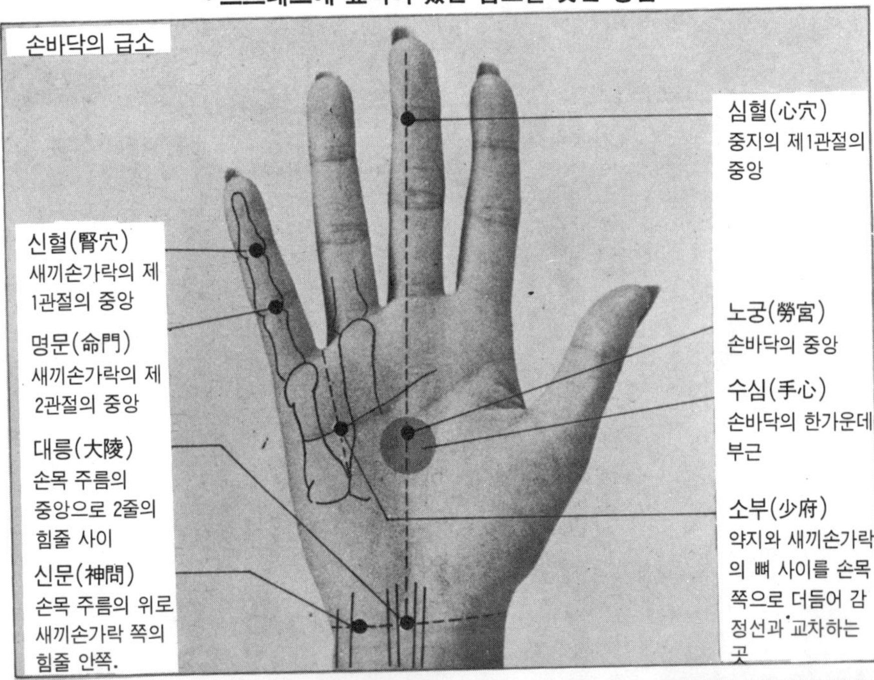

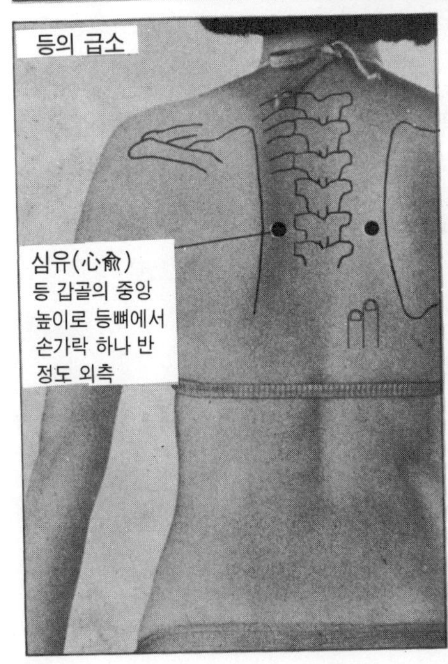

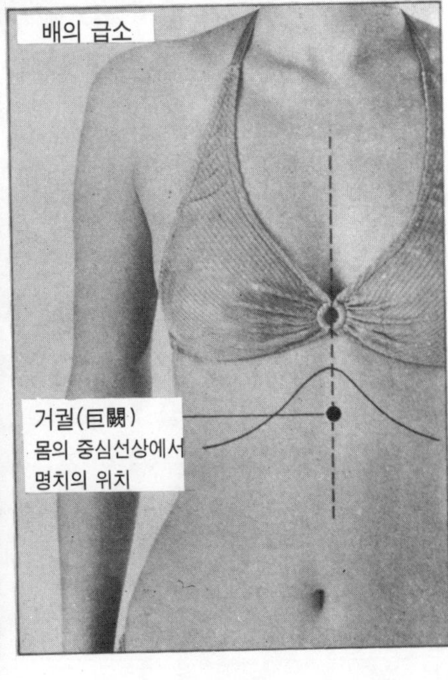

② 지압으로 치료한다

지압 명인이 되기 위한 테크닉

스트레스에 효과가 있는 급소를 알았더라도 단지 무턱대고 누르면 된다 라는 뜻은 아니다. 특히 스트레스의 경우, 갑자기 강한 자극을 주어서는 그 자극 자체가 새로운 스트레스를 만들어 오히려 역효과가 날지도 모른다.

지압은 처음에는 너무 강하게 누르지 말고, 서서히 힘을 기울여 가는 것이 기초이다. 누르는 힘은 대개 2~7kg이 기준이다 라고 말하고 있고, 한번 헬스매터(health meter) 등을 손가락으로 눌러보아 감각을 잡도록 하면 좋을 것이다. 단지 스트레스의 치료에 너무 강한 지압은 엄금이므로 본인의 상쾌함을 먼저 생각하라.

지압은 주로 손바닥과 손가락 끝을 사용해서 급소를 중심으로 작은 원을 그리듯이 하면서 힘을 더해 가도록 하면 좋을 것이다.

누르고 있는 시간은 3초, 5초, 7초, 10초……와 같이 증상의 정도에 따라 각각이지만, 어느 경우든 조금씩 힘을 기울여 잠시 누르고 그 뒤 또 조금씩 힘을 빼는 것같이 하는 것이 요령이다. 맘 속으로 수를 '1, 2, 3, 1, 2, 3'과 같이 천천히 세면서 행한다면 하기 쉬울 것이다.

또 편안한 자세를 취해 가능한 한 몸에 긴장을 풀고 시작하는 쪽이 효과가 크다.

손바닥과 손가락의 지압 방법

손바닥으로 지압할 때는 엄지손가락을 제외한 4개의 손가락으로 지압하는 쪽의 손등을 유지해서 엄지손가락의 배로 급소를 누른다. 스트레스 회복을 위해 지압하므로 그다지 강하게 누르지 말고 오히려 어루만지는 듯한 감각으로 부드럽게 자극을 주도록 하라.

한편 손가락의 급소를 압박할 때는 엄지손가락과 집게손가락으로 급소를 집듯이 해도 좋다. 2개의 손가락으로 집어 지압하면 새끼손가락의 제1관절의 소충(少衝)과 소택(小澤) 같이 2개의 급소를 동시에 지압할 수도 있다.

손과 손가락의 지압은 사무실 등에서 아주 짧은 시간이라도 가볍게 할 수 있으므로 앞에 소개한 급소의 위치를 잘 기억해 두고 평소부터 지압을 습관화하는 것이 좋을 것이다.

가슴의 지압 방법

양손의 중지를 사용하여 지압한다. 급소에 중지를 두고, 집게손가락과 약지, 새끼손가락은 가볍게 거드는 느낌으로 한다. 양손 바닥으로 양 겨드랑이를 싸듯이 하여 급소를 천천히 눌러 준다.

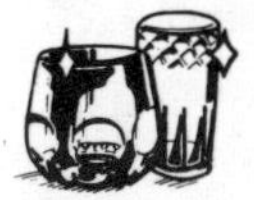

기분 좋게 느낄 정도의 힘으로 서서히 힘을 기울이고, 서서히 힘을 빼는 것이 지압의 요령이다.

• 지압을 능숙하게 하기 위한 테크닉 •

② 지압의 기본

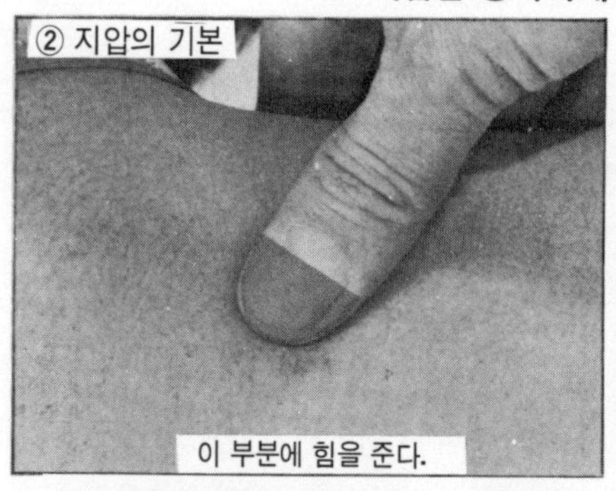

이 부분에 힘을 준다.

① 지압의 기본

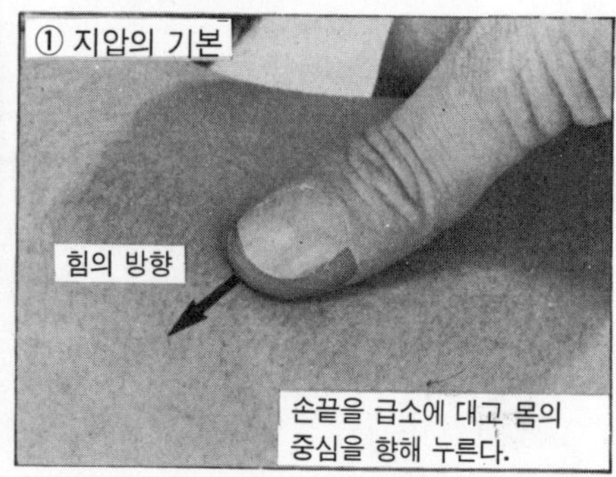

손끝을 급소에 대고 몸의
중심을 향해 누른다.

소부(少府)의 지압

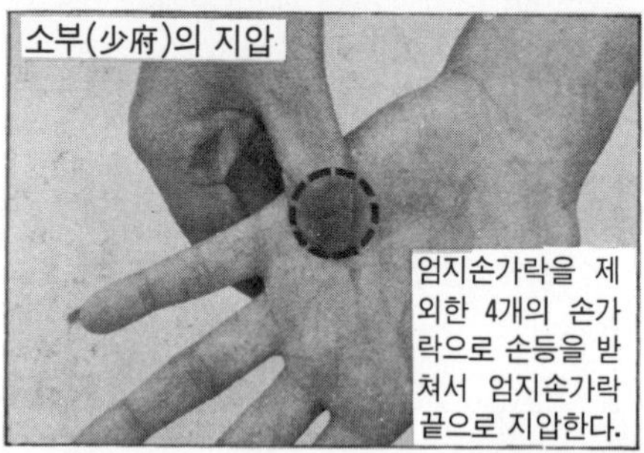

엄지손가락을 제
외한 4개의 손가
락으로 손등을 받
쳐서 엄지손가락
끝으로 지압한다.

손바닥의 급소 찾는 법

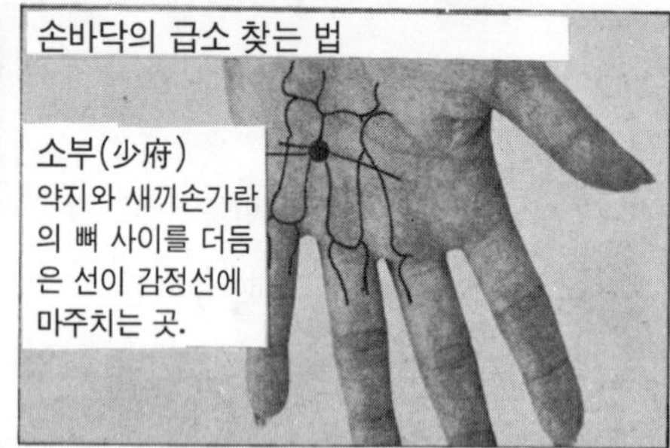

소충과 소택의 지압

엄지손가락과 집게손가락으로
집듯이 하여 두 급소를
동시에 지압한다.

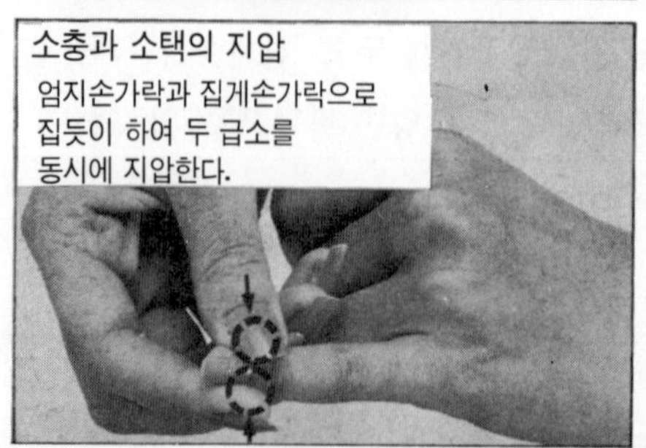

손가락의 급소 찾는 방법

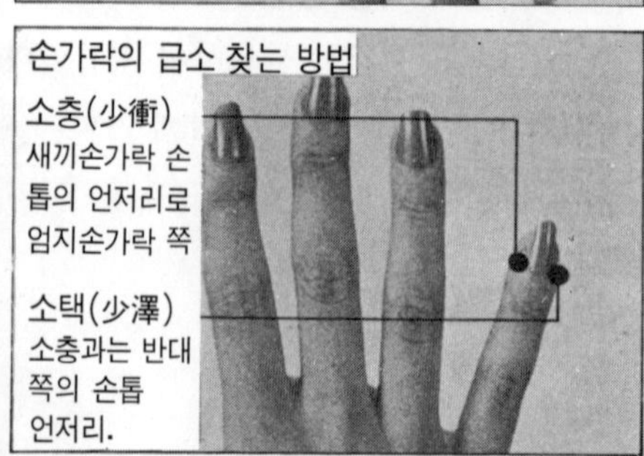

거궐의 지압

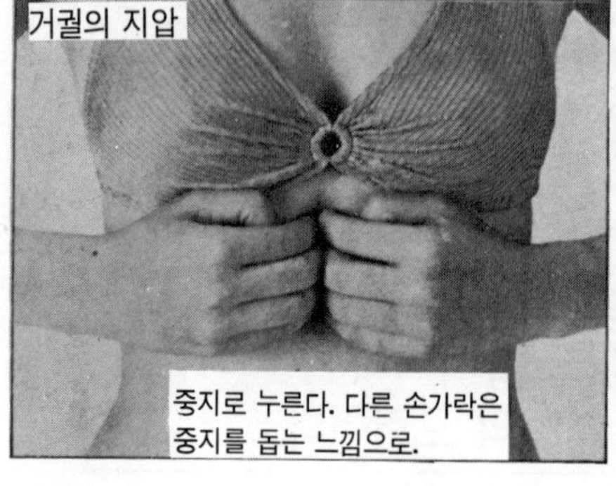

중지로 누른다. 다른 손가락은
중지를 돕는 느낌으로.

가슴의 급소를 찾는 방법

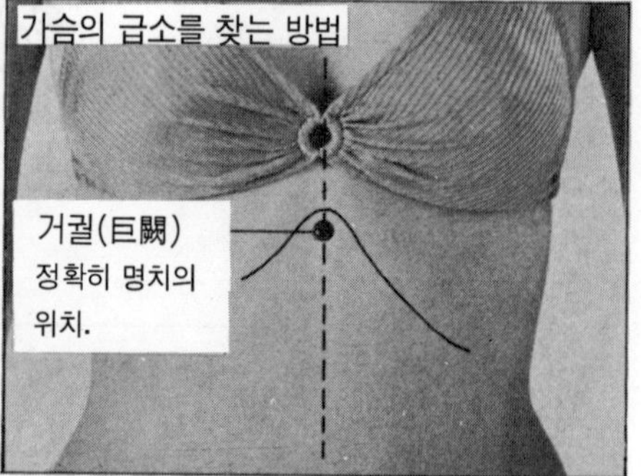

마사지로 치료한다

'스트레스를 치료한다'라는 것은, 말을 바꾸면 정신의 긴장을 푼다는 것 외에는 되지 않는다. 이를 위해 대단히 효과적인 방법이 마사지이다.

마사지는 몸 밖에서 자극을 주어 근육이 뻐근한 것을 풀고, 혈액순환을 좋게 하는 방법인데, 그 외에 정신을 안정시키는 중요한 작용이 있다. 스트레스에서 오는 어깨 결림, 요통 등의 불쾌증상에도 뛰어난 효과를 발휘할 수 있다.

배와 등의 마사지 방법

배와 등 등 넓은 면적을 마사지할 때는 손바닥을 사용하는 것이 보통이다. 마사지하는 곳에 손바닥을 꼭 붙이고 그대로 안마하면서 문질러 주듯이 천천히 손을 움직이는 것이 잘하기 위한 요령이다.

배를 마사지할 때는 양손을 겹쳐 모아 배꼽을 중심으로 원을 그리듯이 손을 움직이도록 한다.

등은 가능하면 누구인가 다른 사람이 하도록 한다. 마사지할 사람은 양손을 좌우 대칭으로 허리 윗부분에 대고, 어깨쪽에 손을 미끄러뜨린다. 이대로 어깨 가까이까지 했다면 힘을 빼고 다시 손을 허리쪽으로 돌려 어깨에……라는 식으로 수회 이것을 되풀이 한다. 이 경우, 원을 그리듯이 움직이는 것이 유효하다.

손과 발의 마사지

수족 중 팔등과 발등, 발의 측면 등 비교적 넓은 장소를 마사지할 때는 손바닥을 사용하라. 살갗에 손을 밀착시켜 움직이는 요령은 복부와 등을 마사지하는 것과 마찬가지이다.

한편 손가락과 발가락 등 작은 부위를 마사지할 때에는 엄지손가락과 집게손가락을 사용하도록 하라. 마사지하는 곳을 2개의 손가락으로 집고 그 장소에서도 문질러 풀도록 움직인다.

두드리는 마사지

마사지 중에는 두드리는 것에 의해 자극을 주는 방법도 있다.

하나는 가볍게 주먹을 쥐고 손목을 부드럽게 하여 두드린다. 이 때 엄지손가락은 다른 4개의 손가락에 손을 떨어뜨려 두드리는 반동을 받아 멈추는 듯한 감으로 하는 것이 요령이다.

지압 항에서도 서술한 대로 스트레스 치료에 과도한 자극을 주는 것은 금물이다. 상쾌하게 느낄 정도의 힘으로 리드미컬한 자극을 주도록 한다.

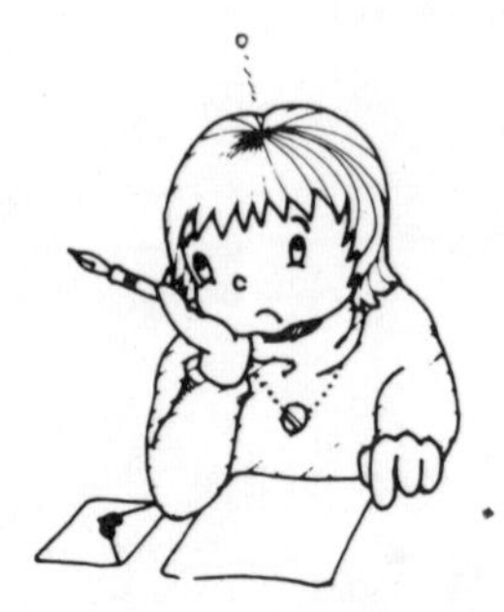

당신의 등은 손바닥을 사용해 손끝은 다른 손가락으로 잡고 비비며 풀어 준다.

• 배와 등의 마사지 •

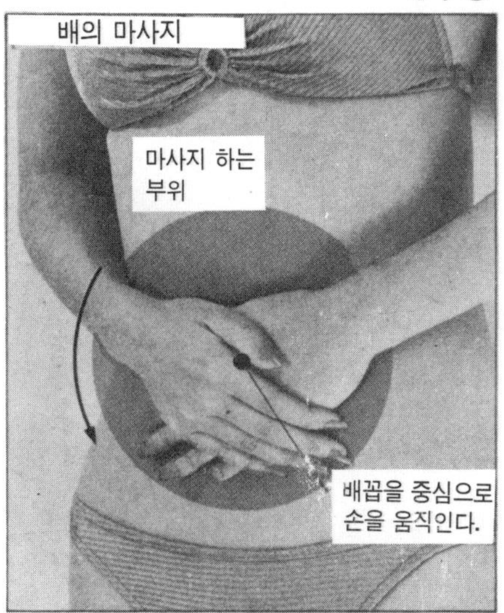

양손을 겹쳐 천천히 원을 그리듯이.

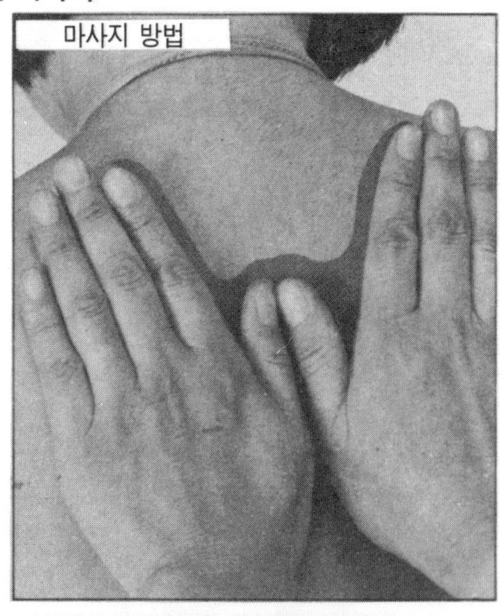

손바닥을 살갗에 밀착시켜서 움직인다.

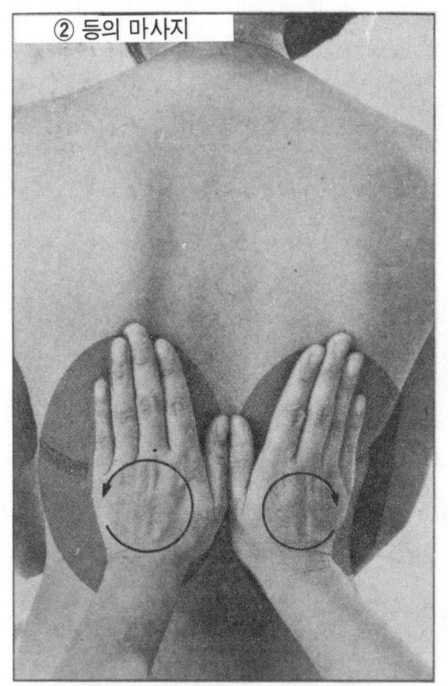

손바닥을 붙인 채로 손을 돌리도록 마사지 한다.

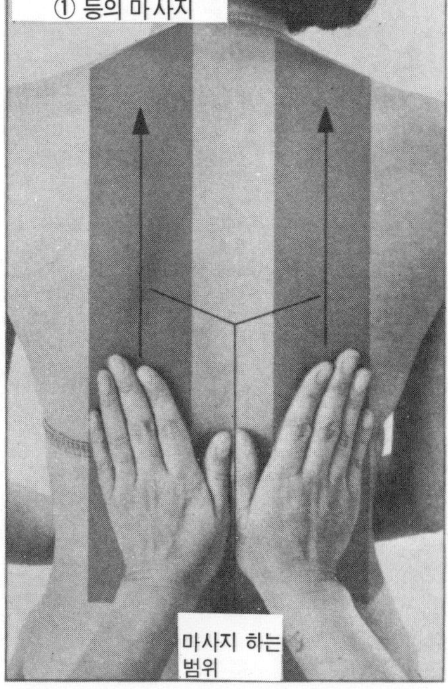

허리에서 어깨로 부드럽게 올리듯이 손을 미끄러 뜨린다.

• 손과 발의 마사지 •

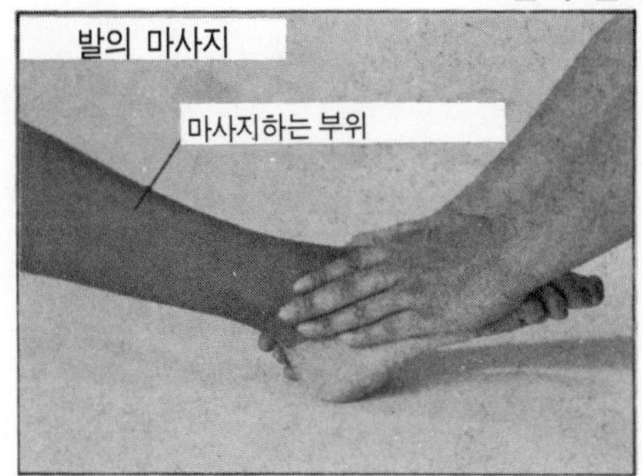

손바닥을 사용해서 발목에서 무릎쪽으로.

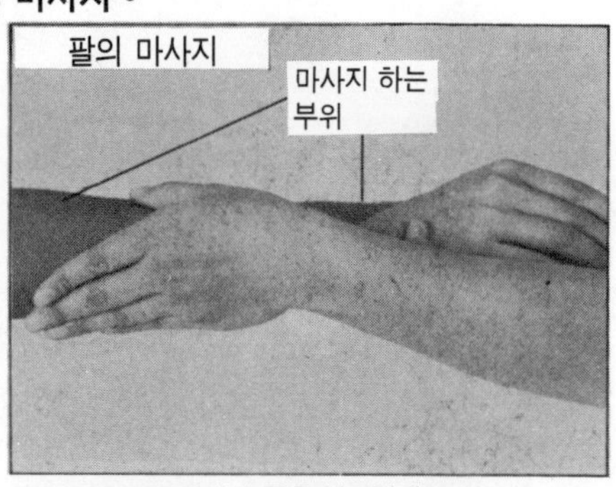

손바닥을 사용해서 손목을 부드럽게.

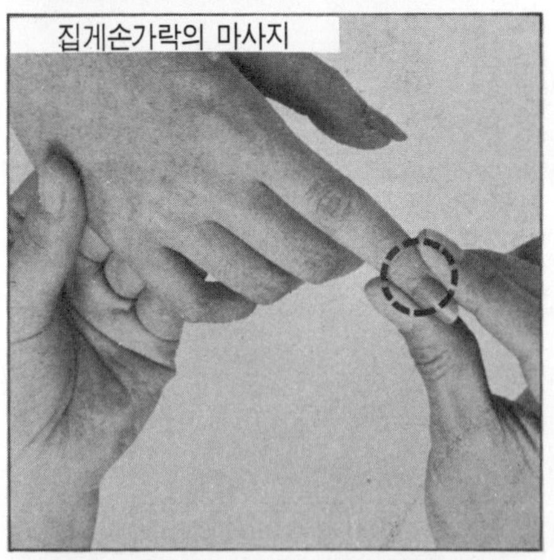

엄지손가락과 집게손가락으로 잡고 문질러 푼다.

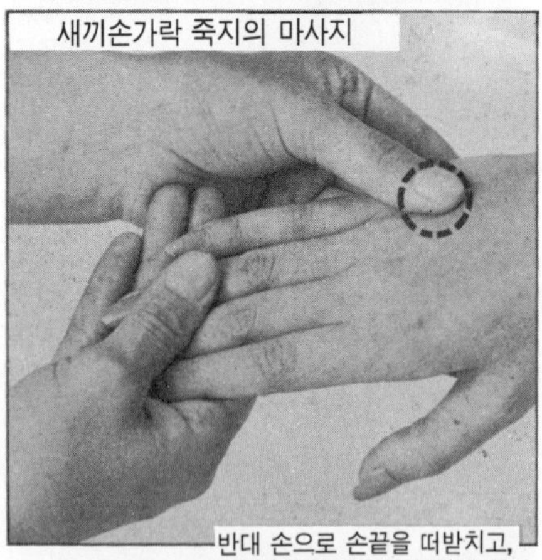

반대 손으로 손끝을 떠받치고, 엄지손가락 끝으로 문질러 푼다.

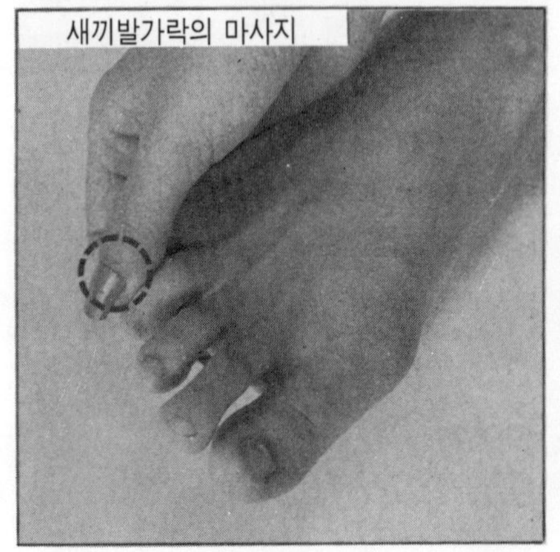

엄지손가락과 집게손가락으로 잡듯이 해서 문지른다.

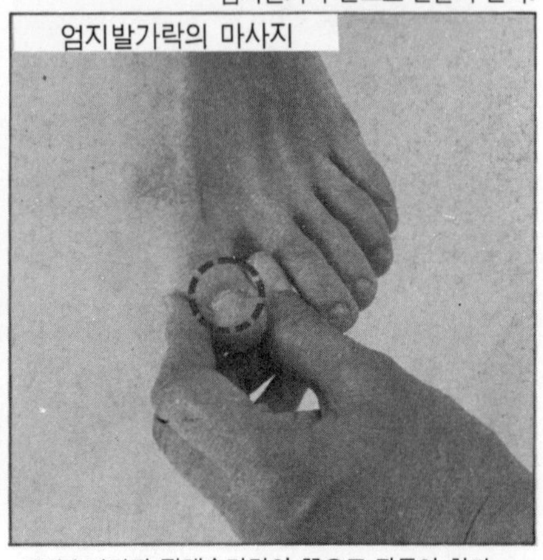

엄지손가락과 집게손가락의 끝으로 잡듯이 한다.

• 두드리는 마사지 •

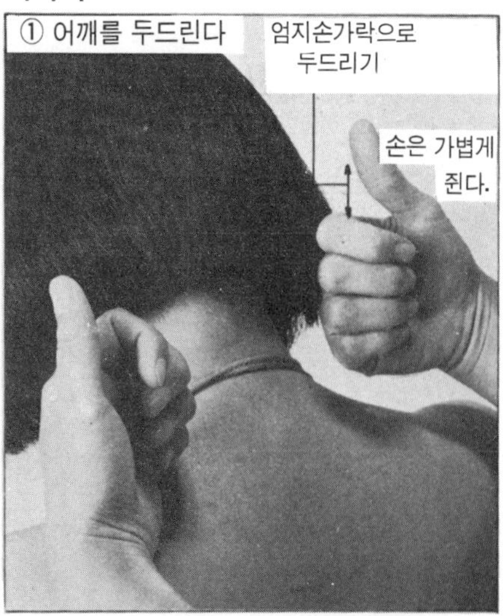

손을 가볍게 쥐고 좌우로 리드미컬하게 탁탁
두드린다.

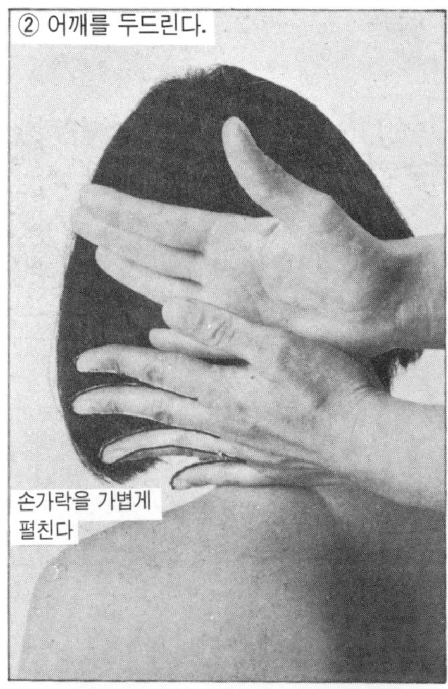

손가락을 펼치고 5개의 손가락이 자연스럽게 떨어지
도록 하면서 리드미컬하게 두드린다. 오른쪽 어깨가
끝나면 왼쪽 어깨도 마찬가지로.

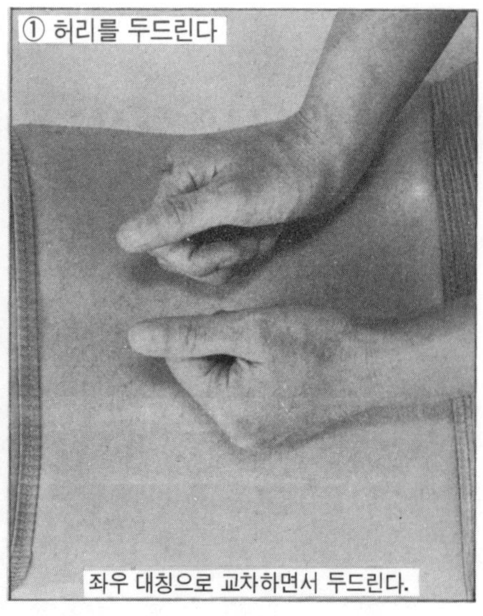

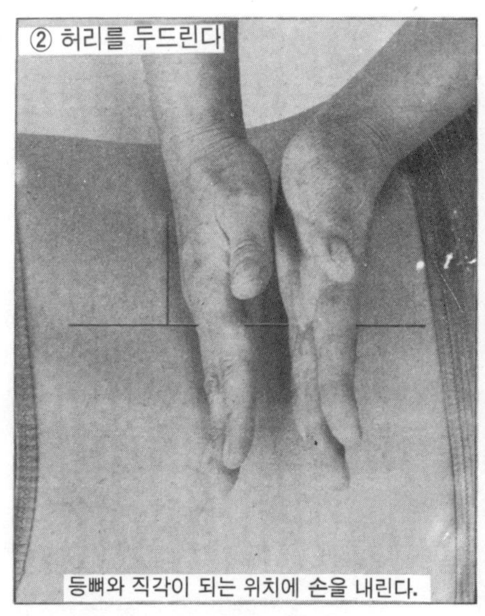

② 누구나 할 수 있는 치료방법

뜨겁지 않은
뜸으로 치료한다

　옛날부터 서민이 가까이 한 뜸은 몸의 표면을 조금 태워도(구흔 : 灸痕)에 의해 혈액에 생화학적인 변화를 일으켜 몸의 변조를 정상적으로 돌리는 것을 목적으로 치료한다.

　입자가 큰 미립(米粒)의 반 정도 크기의 뜸쑥을 급소 위에 놓고 불을 붙여 태운다고 하는 방법이 옛날부터 행해지고 있으나, 이것이다 라고 해도 어떻든 이 뜸의 상처가 남아 있게 되어 버린다. 또 참을 수 있을 정도의 일에는 자극이 지나쳐 스트레스가 오히려 좋지 않다.

　여기에 소개하는 것은 상처도 남지 않고 뜨거운 정도를 컨트럴할 수 있는 타입의 뜸이다. 뜸은 어느 정도의 열이 없어서는 효과가 없는데, 참을 수 없을 정도로 하는 것이 스트레스를 제거하기 위한 뜸의 요령이다.

담배뜸의 방법

　담배에 불을 붙여 급소 위의 약 2cm의 위치에 놓는다. 불을 급소 위에 약 5mm위치까지 살짝 접근시켜 그대로 뜨겁게 될 때까지 기다린다. 뜨겁다 라고 느낀다면 불을 떼어 이것을 5~7회 되풀이 한다.

간이뜸(簡易灸)의 방법

　시판되는 태좌(台座)가 있는 간이뜸을 사용해도 좋을 것이다. 담배뜸에 가까운 효과를 얻을 수 있다. 역시 뜨거움을 느낀다면 제거하도록

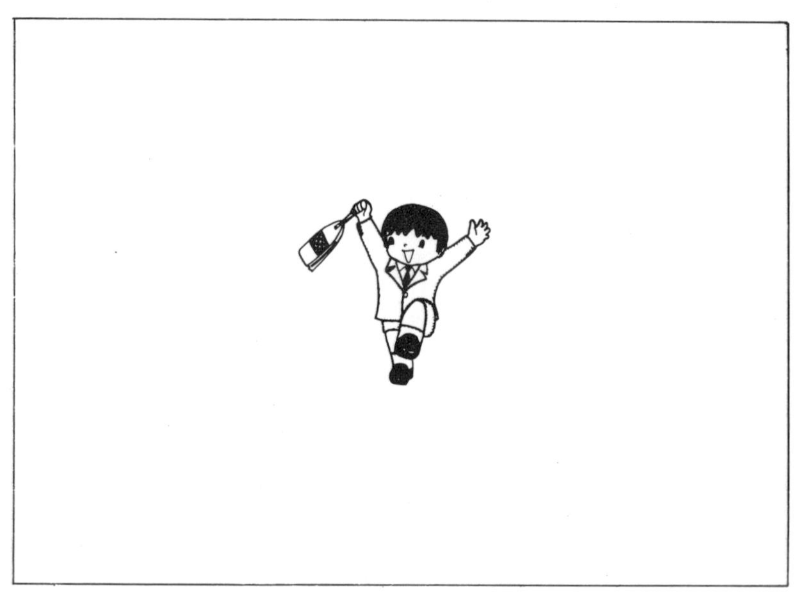

하라.

스트레스에 효과가 있는 뜸의 급소

신 궐(神闕)

배꼽의 위치에 있는 것이 이 급소이다.

합 곡(合谷)

엄지손가락과 집게손가락의 사이에 있다. 양쪽 손가락의 뼈가 교차하는 곳에서부터 약간 손 앞을 손가락으로 누를 때 희미한 통증을 느끼는 곳이 있으면 여기가 이 급소의 위치이다.

신 혈(腎穴)

새끼손가락의 제1관절 중간에 있다.

제2여태(第二厲兌)

둘째 발가락의 발톱 끝에 외측에서 약 2mm 떨어진 곳이다.

제3여태(第三厲兌)

셋째 발가락의 발톱 끝에 외측에서 약 2mm 떨어진 곳이다.

지 음(至陰)

새끼발가락의 발톱 끝 외측에서 2mm 떨어진 곳이다.

대 돈(大敦)

엄지발가락 발톱 끝 외측에서 2mm 정도 떨어진 곳이다.

발의 삼리(三里)

전경골근(前脛骨筋)의 위로, 경골을 밑에서부터 문질러 올라갈 때부운 곳을 느끼는 곳부터 손가락 폭 2개 정도 외측이 이 급소의 위치이다.

용 천(涌泉)

엄지발가락과 둘째발가락 사이에서 중심을 향해 5~6cm의 위치에 있다. 발등에 있는 사람 인(人)자 형의 움푹 팬 곳의 중앙이라고 생각하면 된다.

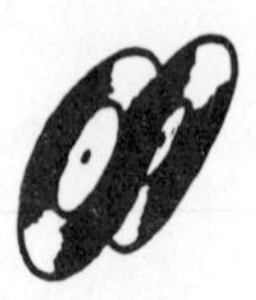

불을 붙인 담배를 급소 위 약 **5mm**의 위치까지 접근시켜 뜨겁다고 느끼면 뗀다.

• 뜨겁지 않게 뜸을 뜨는 방법 •

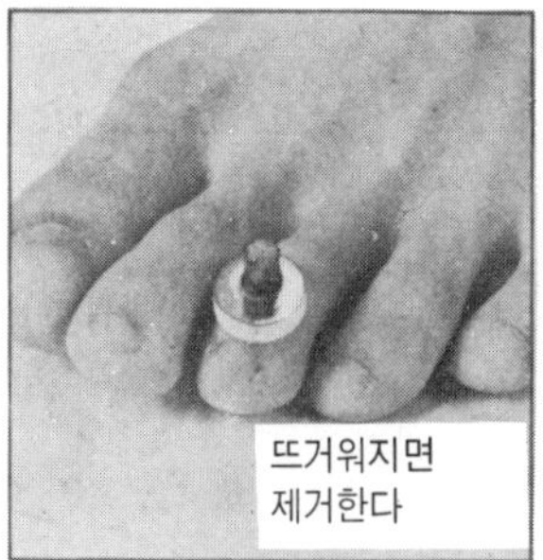

간이뜸(簡易炎) (제3여태)

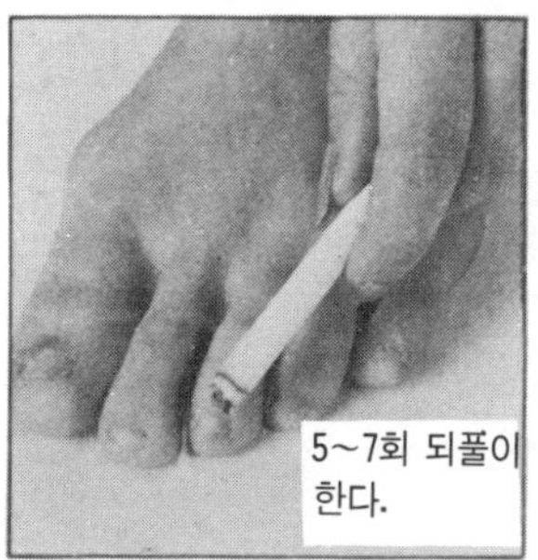

담배뜸(제3여태)

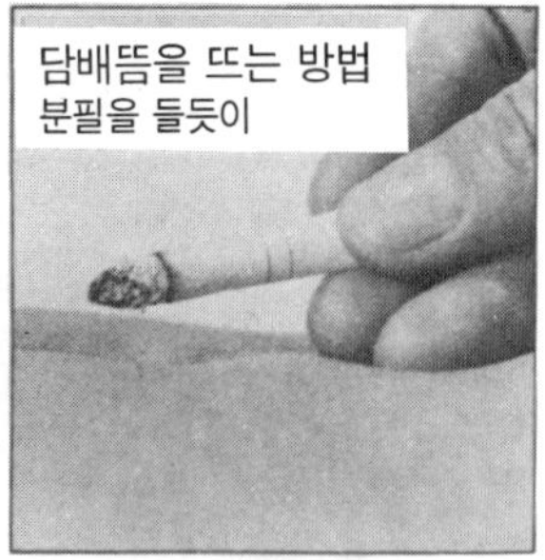

불을 붙인 담배를 들고 급소 위에
2cm정도의 위치에서 5mm의 위치까
지 접근시켜 뜨겁게 되면 뗀다.
5~7회.

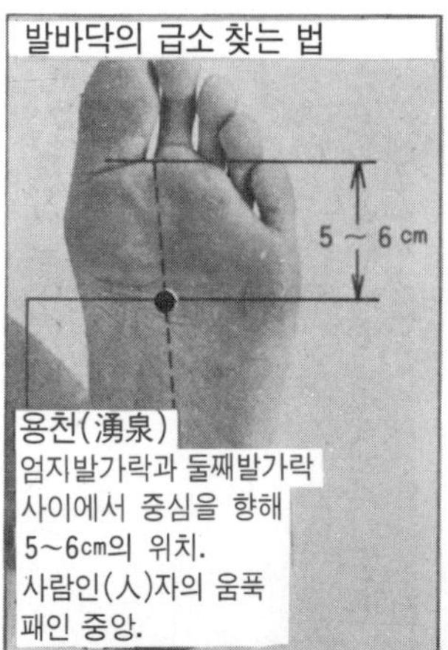

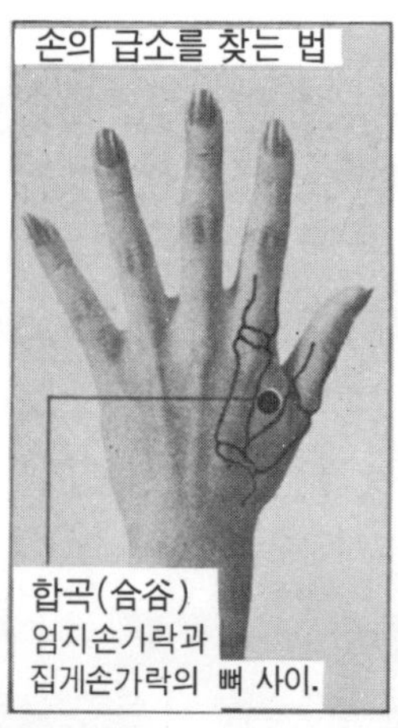

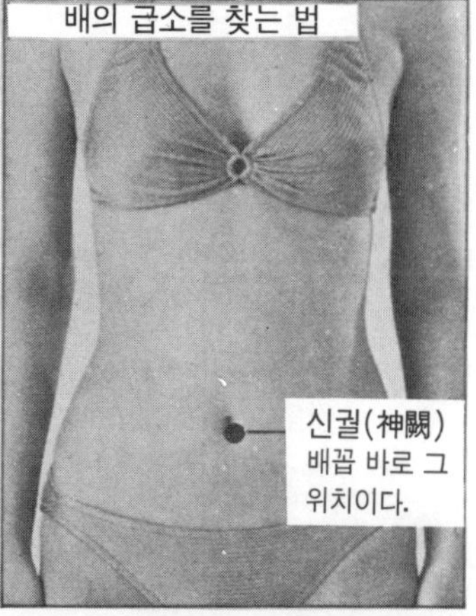

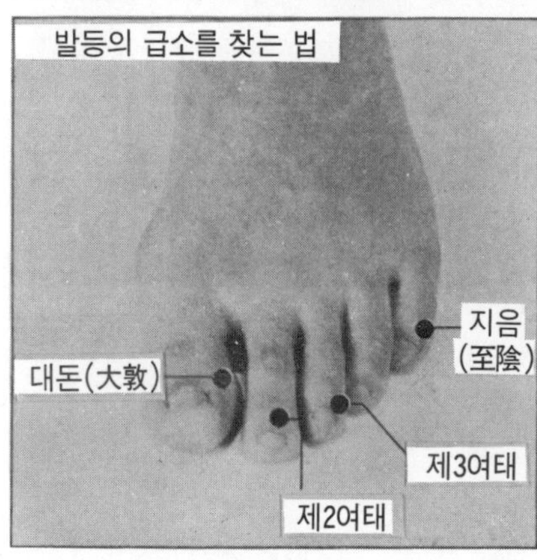

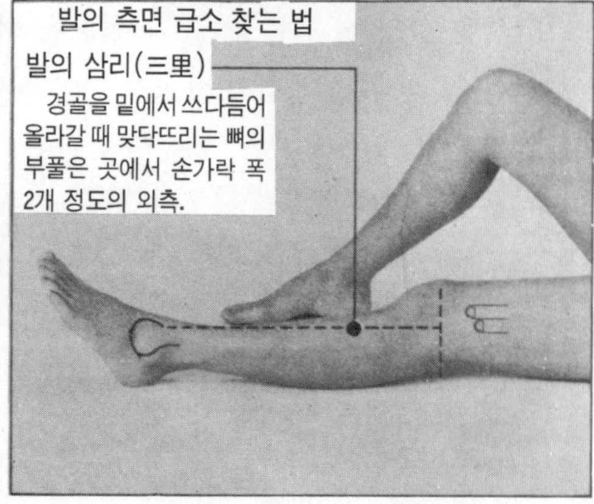

③ 누구나 할 수 있는 치료방법

허브로 치료한다

허브향을 들이마시면 우리들의 몸은 본래 갖추어진 자연 치료력이높아 몸과 마음을 건강한 상태로 되돌리거나, 상태가 나쁜 것을 예방하거나 할 수 있다. 최근에는 백화점이나 수퍼, 자연식품 가게 등에서 건조된 허브와 생허브를 구하기 쉽게 되어 있다. 이것을 이용해 따뜻한 허브차 향으로 스트레스를 가라앉힐 방법을 소개하겠다.

여러가지 허브 중에서 스트레스를 가라앉히는 데에 효과가 있는 허브를 말하면 벨카몬트가 대표적이다. 이것은 '알크레이티'라는 홍차에 브렌드가 되고 있다.

향을 뜨겁게 충분히 들이마시도록 한다. 안에 함유된 벨카몬트의 향이 신경을 움직이기 시작함으로써 의해 스트레스가 가라앉는다.

그외에도 스트레스에 효과가 있는 허브는 많이 있다. 비교적 구하기 쉬운 건조 허브와 생허브를 이용한 허브차를 몇 개정도 예를 들어 본다. 몇 종류를 시험해 보고 자신이 좋아하는 향을 찾아보는 것도 좋을 것이다. 보통 홍차를 만들 때와 마찬가지 요령으로 도기(陶器)나 유리포트의 안에 허브를 넣고, 뜨거운 물을 부어 약 5분간 기다린다. 백설탕보다도 벌꿀이나 흑설탕, 또는 스테비아 라고 하는 감미가 있는 허브를 사용하여 감미(甘味)를 더하는 쪽이 몸에도 좋을 것이다. 분량은 모두 찻잔으로 2잔이다.

① 스트레스에 효과가 있는 허브차

라벤다 : 작은 숟가락으로 수북히 1술

로즈 : 작은 숟가락으로 가볍게 1술

카몬마일 : 꽃잎 3개

건조 허브를 사용한다. 기호로 오렌지 브롯쌈을 첨가하거나, 컵에 민트의 생잎이나 카몬마일의 꽃을 띄워 즐겨보는 것도 마음을 편하게 한다.

② 스트레스에 효과가 있는 허브차

레몬햄 : 중간 크기의 것을 10cm 정도

민트 : 잎 부분을 10장 정도

레몬 글라스 : 짧은 것을 반 정도

생허브를 손으로 잘게 잘라 떼어 만든다. 신선한 그린색이다.

③ 스트레스에 효과가 있는 허브차

분홍색 접시꽃 : 꽃잎을 3장

카몬마일 : 작은 숟가락 1술

로즈 : 작은 숟가락 1술, 꽃봉우리이면 1개

세지 : 작은 숟가락으로 수북히 1술

보제수(菩提樹)의 꽃 : 하나

각기 건조 허브를 사용한다. 자기 전에 마시면 푹 잘 수 있다.

이외에도 카몬마일의 꽃 부분만을 이용한 차도 효과가 있다.

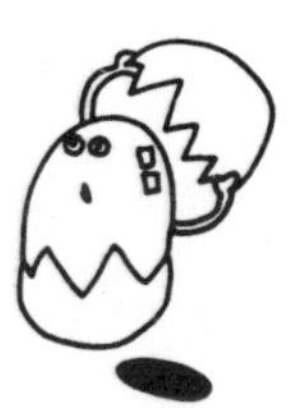

벨카몬트나 라벤다, 로즈를 섞어 홍차와 마찬가지로 해서 마신다.

• 효능별 · 스트레스에 효과가 좋은 허브의 일람 •

바실 (차조기과) 불안감, 과도의 긴장을 제거한다.	**라벤다** (차조기과) 불안감, 우울감을 낫게 한다.
벨카몬트 (차조기과) 불안감, 과도의 긴장을 제거한다.	**오렌지 브롯쌈** (시토라스과) 불안감, 우울감, 공포 등을 없애고 히스테리에도 효과가 있다.
클라리세지 (차조기과) 우울감을 낫게 한다.	**로즈** (장미과) 우울감, 긴장감을 제거한다.
카몬마일 (국화과) 불안감, 우울감, 히스 테리를 낫게 한다.	**민트** (차조기과) 탈력감(脫力感)을 낫게 한다.
쥬니퍼 (노송나무과) 불안감을 가라앉힌다.	**레몬 글라스** (벼과) 근육의 긴장을 풀어주고, 육체적인 피로감을 없앤다.
레몬햄(메릿사) (차조기과) 히스테리, 고혈압을 치료하고, 긴장감을 가라앉힌다.	**분홍접시꽃** (접시꽃과) 대사(代謝)를 좋게 하고 신경을 차분하게 한다.
쟈스민 (목서과) 우울감, 정신쇠약을 치료 하고, 무감정 또는 무기력 을 없앤다.	**보제수(菩提樹)** (뽕나무과) 정신을 안정시킨다.

① 체조로 치료한다

업무의 피곤을 그 장소에서 풀 수 있는 체조

'스트레스'라는 말을 들으면 '정신(精神)'과 '신경(神經)', '머리'라고 하는 것을 곧 염두에 두는 사람이 많을 것이다. 그러나 스트레스는 마음의 불안을 불러 일으키는 것만이 아니라 심장병과 고혈압 등의 전신의 병에 원인이 되기도 한다. 결국 '머리'와 '몸'이 각기 따로따로 행동하는 것은 아닌가 하는 것이다.

운전면허증을 갖고 있는 사람이라면 면허를 따려고 했던 때의 일을 상기하라. 연습중 '머리'가 긴장한 때는 '몸'도 굳어 있던 까닭이다. 머리로는 어떻게 이해한 것이 잘 되어가지 않아 신경이 곤두서는 것은 이런 때이다.

이럴 때에는 반대로 결국 '몸'쪽의 근육을 문질러 풀어서 '머리(신경)'을 릴렉스하게 해 정신을 안정시키도록 하는 것이 중요하다. 일상생활 중에서 체조를 잘 한다면 심신의 긴장을 푸는 데에 커다란 도움이 된다. 특히 활용하라고 권하고 싶은 것은 과도의 긴장을 강요하는 직장에서이다.

'심신증(心身症)'이라는 말이 수년전에 유행하던 때, 남의 일이라고 받아넘긴 사람은 그렇게 많지는 않았었다. 물론 일을 할 때 긴장하는 것은 당연하지만, 그 뒤에 어떻게 잘 휴식을 취할 수 있을까가 문제인 것이다. 안절부절하며 담배를 찾기 전에 손발을 좀 움직여 보라. 그것만으로 그 뒤의 피로감은 대단히 차이가 있을 것이다. 여기에서는 일하는 사이에 앉은 채로 할 수 있는 간단한 체조를 몇 개 소개하겠다.

일의 피로를 제거하는 체조

① 의자에 편안한 자세로 앉는다. 겨드랑이 밑이 직각이 될 정도까지 양팔을 앞으로 뻗어 손등을 돌린다.

② 의자등에 기대고 앉아서 양팔에 힘을 빼고 축 떨어뜨려 상반신을 가능한한 뒤로 돌리게 한다. 그때 어깨와 몸의 힘을 빼고 머리도 자연스럽게 뒤로 쓰러뜨리도록 한다.

③ 편안한 자세를 취한 채로 몸에 남아 있는 힘을 빼고, 가능한 심신의 긴장을 푼다. 특히 목, 어깨, 팔의 힘을 충분히 빼고 눈을 감고 10분 정도 조용히 쉰다면 좋을 것이다.

④ 양손을 허리에 대고 가슴을 가능한 앞으로 내민다. 머리는 가능한한 뒤로 당기고 눈을 감는다. 다음에 숨을 내쉬며 가슴에 힘을 빼고 ③과 같이 양손을 밑으로 떨어뜨리고 편안한 자세를 취한다. 이것을 4회 되풀이하고 5초 정도 휴식을 취한다.

⑤ 양팔을 앞으로 내민다. 동시에 양발을 들어올린다. 이때 손과 발등을 가능한한 뒤로 돌린다.

> **의자에 앉은 채로 편안한 자세를 취하고, 목과 어깨, 팔의 힘을 빼고 심신의 안정을 취한다.**

•업무중 피로감을 제거하는 체조•

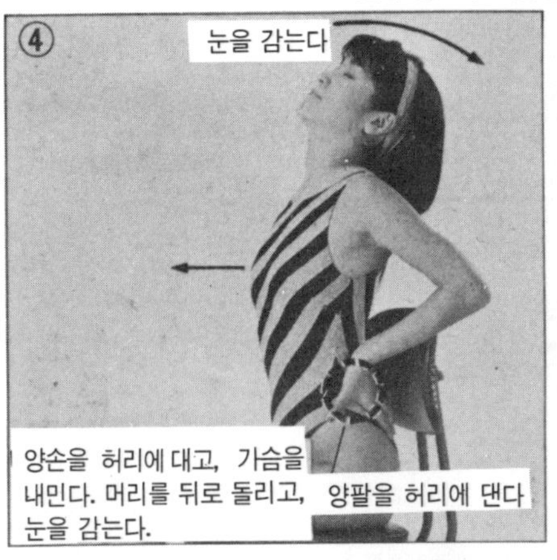

양손을 허리에 대고, 가슴을 내민다. 머리를 뒤로 돌리고, 양팔을 허리에 댄다 눈을 감는다.

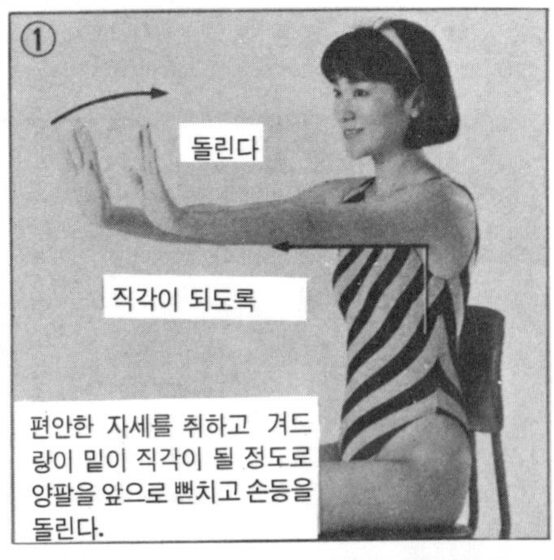

편안한 자세를 취하고 겨드랑이 밑이 직각이 될 정도로 양팔을 앞으로 뻗치고 손등을 돌린다.

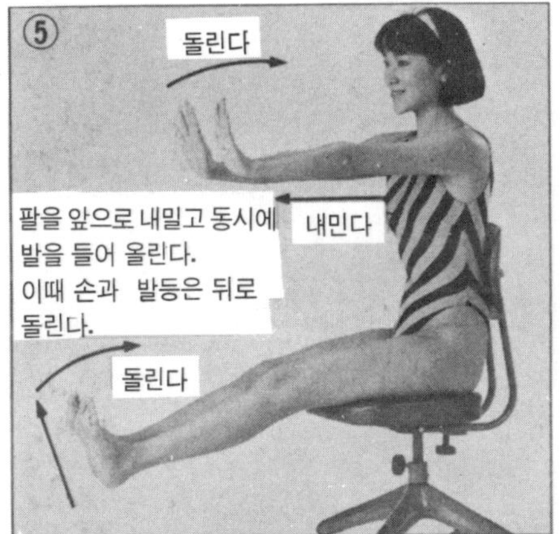

팔을 앞으로 내밀고 동시에 발을 들어 올린다. 이때 손과 발등은 뒤로 돌린다.

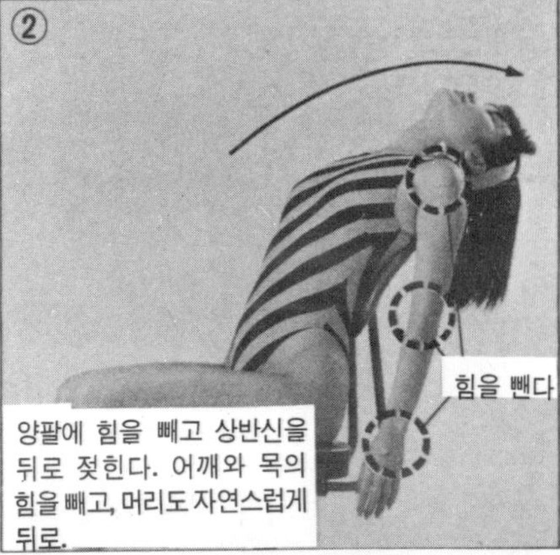

양팔에 힘을 빼고 상반신을 뒤로 젖힌다. 어깨와 목의 힘을 빼고, 머리도 자연스럽게 뒤로.

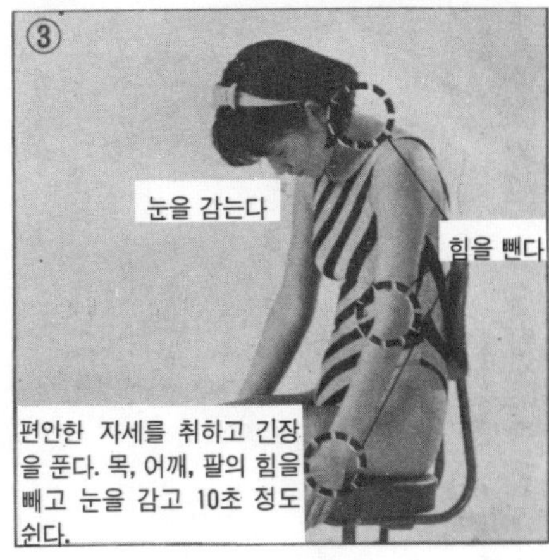

편안한 자세를 취하고 긴장을 푼다. 목, 어깨, 팔의 힘을 빼고 눈을 감고 10초 정도 쉰다.

② 체조로 치료한다

하루의 피로를 푸는 체조

　'자는 아이는 자란다'라는 격언도 있는 것같이 만족한 수면은 하루의 피로를 제거하고 심신을 소생(蘇生)시킨다. 그러나 누구나 잠자려고 하면 할수록 잘 수 없게 된다 라는 경험이 있을 것이다. 이것은 소풍을 내일 앞둔 아이가 흥분하여 잘 수 없는 것과 마찬가지로 낮동안의 긴장과 흥분이 해소되지 않은 사이에 잠자야만 한다 라는 초조한 기분이 점점 더 불면을 초래해버리는 까닭이다. 천천히 수면을 취하기 위해서는 잠자기 전에 심신 모두 긴장을 푸는 것이 필요하다. 조용한 음악을 듣거나, 목욕을 하거나 하는 것도 하나의 방법이지만 잠자기 전에 체조를 하는 쪽이 보다 효과적이다. 체조는 하루의 일로 생긴 삐뚤어진 자세와 부분적인 울혈(鬱血)을 제거하고 심신의 흥분을 가라앉히며, 잠들기 쉬운 상태에 이르는 작용을 한다.

　잠들기 전의 체조는 어디까지나 잠들기 쉬운 상태로 하는 것이 목적이므로 너무 하는 것은 금물(禁物)이다. 그날의 피로에 합당한 시간과 종류를 조절하지만 5분 이내로 마치도록 하라. 또 심신의 긴장을 풀기 위하여 눈을 감고 동작은 크고 천천히 행한다. 힘을 넣을 때에 숨을 마시고, 힘을 뺄 때 조용히 토하도록 하여 잠자려고 하는 것 등은 생각지 말고 서서히 편안한 기분으로 행하라.

하루의 피로를 풀어주는 체조

① 양무릎을 조금 벌리고 무릎을 세우는 자세를 취한다. 허리에 손을 대고 상체를 지탱하면서 천천히 몸을 돌린다. 바닥이 보일 때까지 돌려 목근육을 늘어뜨리도록 한다. 몸이 부드러운 사람은 양 발목을 붙잡고 돌리도록 한다.

② 양무릎을 벌린 채로 허리를 내려 양팔로 무릎을 껴앉는다. 몸은 가능한한 작게 하도록 하듯이 머리를 무릎에 붙인다. 동작은 크고 천천히 조용하게 행한다.

③ 한발의 무릎을 가볍게 구부려 앉아서 양팔로 구부린 쪽의 발목에서 장딴지를 향해 안마하듯이 마사지를 한다. 마사지는 심장의 먼 부분에서 시작하여 서서히 심장이 가깝도록 한다.

④ 발가락의 하나하나를 잡아당기듯이 뻗는다. 이때 발의 힘은 뺀다.

⑤ 양발가락을 하나씩 등쪽으로 충분히 당기고 급히 원래대로 되돌린다.

⑥ 똑바로 누워서 허리 밑에 양손의 주먹을 대고, 가슴이 들리도록 하여 허리를 올린다. 허리를 충분히 올렸다면 손을 떼고 숨을 토하면서 허리를 떨어뜨려 긴장을 푼다. 이것을 4회 반복하여 전신의 힘을 빼고 조용히 쉰다.

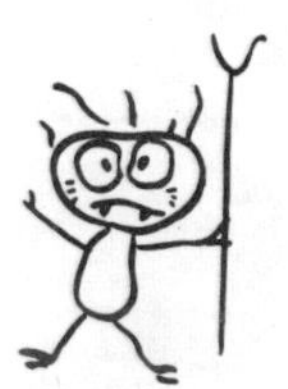

> **잠자기 전에 5분간 천천히 크게 행한다. 편안한 기분으로 긴장을 풀 것.**

•하루의 피로를 제거하는 체조•

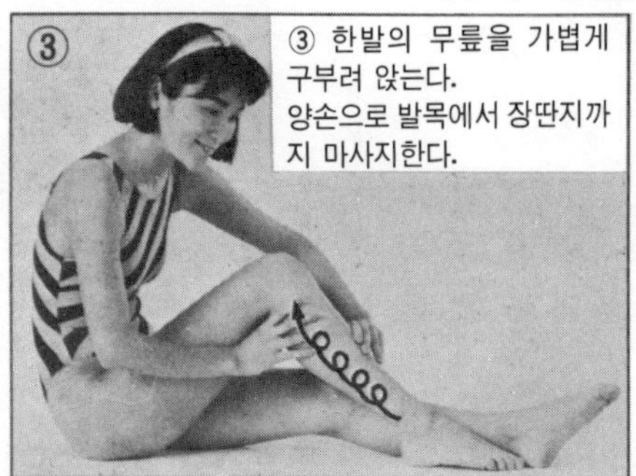

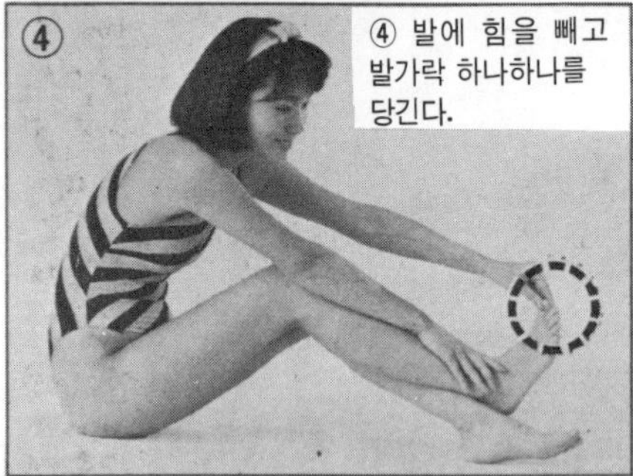

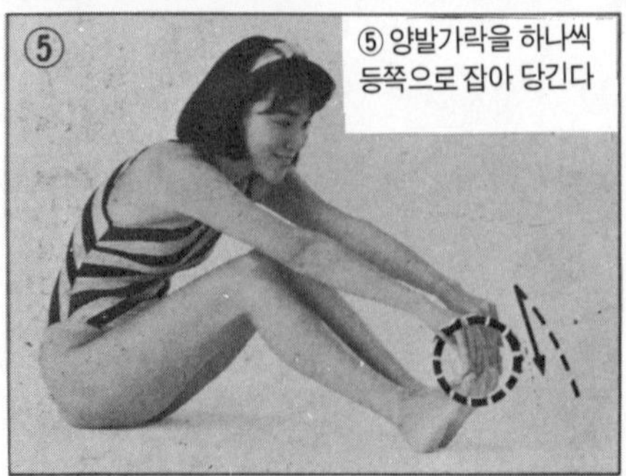

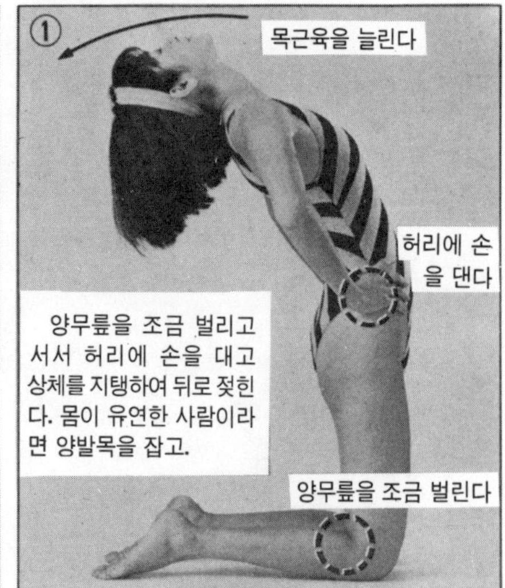

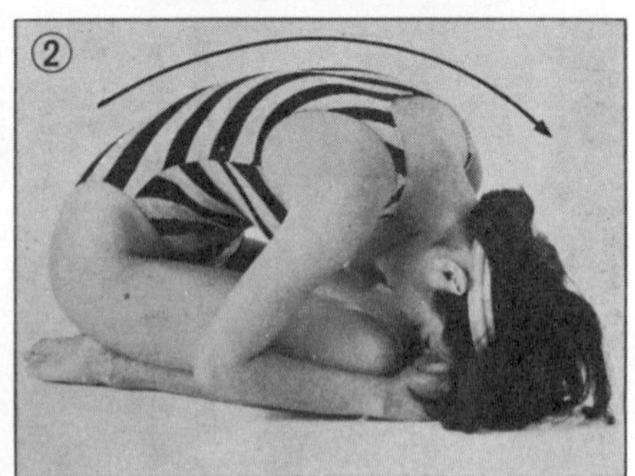

② 양무릎을 벌리고 양손으로 무릎을 안는다.
몸을 가능한 작게 되도록 머리를 무릎에 붙인다.
동작은 크고 천천히

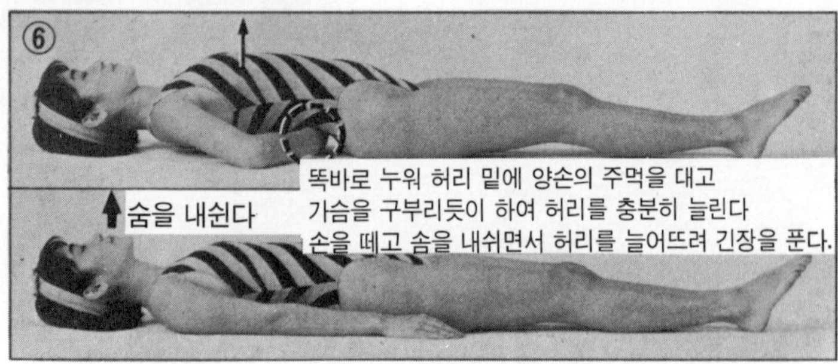

똑바로 누워 허리 밑에 양손의 주먹을 대고 가슴을 구부리듯이 하여 허리를 충분히 늘린다
손을 떼고 숨을 내쉬면서 허리를 늘어뜨려 긴장을 푼다.

③ 체조로 치료한다

상쾌한 기상을 약속하는 체조

밤에 푹 잠자는 것은 기상을 상쾌하게 하기 위하여 불가결한 것이나, 잘 잤던 것인데도 좀처럼 좋은 컨디션이 되지 않는다 라고 느끼는 일이 있다. 잠자고 있는 사이에 사람의 머리와 몸은 활동을 정지하여 쉬고 있는 셈이나 눈을 떴을 때부터라고 해서 곧 전부 회전되는 것은 애초부터 무리한 이야기인 것이다.

기상의 좋고 나쁨은 눈을 뜨고부터 전부 회전할 때까지 시간이 길은가 짧은가에 있지만 대개 1시간 정도 걸리는 것이 보통이다. 마침내 일어나기 전에 우리들은 곧잘 크게 쭉 뻗치거나 하고 있으나 이것은 몸을 움직이는 것에 의해 뇌가 눈뜨는 것에 무의식적으로 자극을 주고 있는 것이다. 아침의 체조는 뇌에 적당한 자극을 주고 완전히 눈을 뜨게 하는 것뿐만 아니라 오늘 하루를 쾌적하게 보내기 위한 워밍업으로서도 도움이 된다.

이 체조는 심신을 활동하기 쉽게 하기 위한 준비운동이므로 너무 많이 하면 피로해 아무런 도움도 되지 않는다. 이불에 앉아서 잠옷을 입은 채로 가볍게 해보라. 시간은 5분 이내로 끝내고, 몸을 먼저 리드미컬하게 움직이는 것이다. 체조를 하고 있는 사이에 움직이기 어려웠던 몸이 점점 부드럽게 되어가는 것을 알게 된다. 하루동안 직장 등에서 장시간 긴장하여 지내게 되므로 사전에 몸을 부드럽게 해 두는 것도 중요한 일이다.신선한 공기를 가슴 속에 가득 들이마시고 여유 있는 기분으로 하루를 출발해 보라.

아침에 일어나는 것을 유연하게 하는 체조

① 아침에 일어나면 그대로 이불 위에 편안한 자세로 앉는다. 남아 있는 힘을 빼고 양무릎을 가볍게 올린다.

② 양손과 양발에 힘을 넣어 뻗으며 등을 가능한한 구부린다.

③ 양어깨와 무릎을 가볍게 올려 좌우에 각기 3회씩, 상체를 천천히 돌린다.

④ 양손을 몸에 비스듬하게 뒷쪽으로 붙이고 상체를 지탱하여 발을 올린다. 양발을 뻗친 채로 교차시켜 오른발을 위로, 왼발을 위로 하는 식으로 발을 서로 위아래로 움직인다.

⑤ 서서 머리의 뒤로 손을 잡는다. 양팔을 벌려 근육을 수축(收縮)시키면서 코로 숨을 마시고 입으로 토한다. 호흡은 깊고 천천히 행한다. 3회 되풀이 한다.

⑥ 양발을 가볍게 벌리고 손을 허리에 댄다. 머리를 늘어뜨리고 좌우로 숙인다. 다음에 원을 그리듯이 크고 천천히 돌린다. 어깨의 힘을 빼고 좌우 마찬가지로 수회(數回) 행한다.

⑦ 발을 벌리고 서서 양손을 높이 뻗는다. 하반신은 움직이지 않고 좌우 교대로 상체만을 가능한한 비튼다.

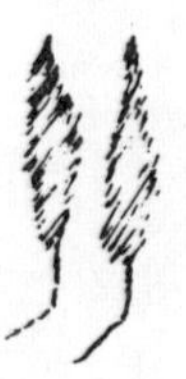

이불 위에서 행하며 리드미컬하게 5분 이내로 끝난다.

• 아침에 일어나 부드럽게 하는 체조 •

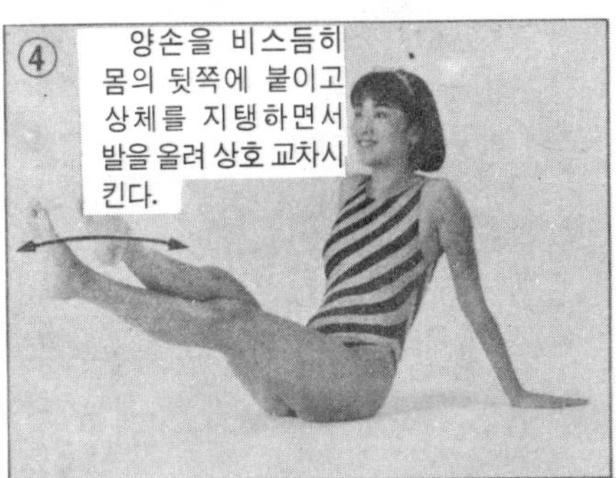

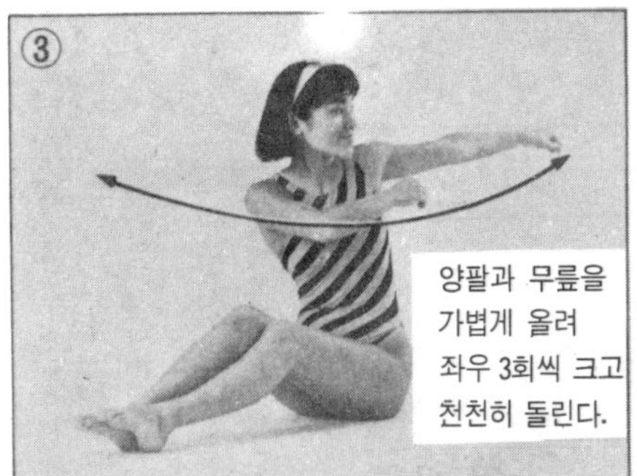

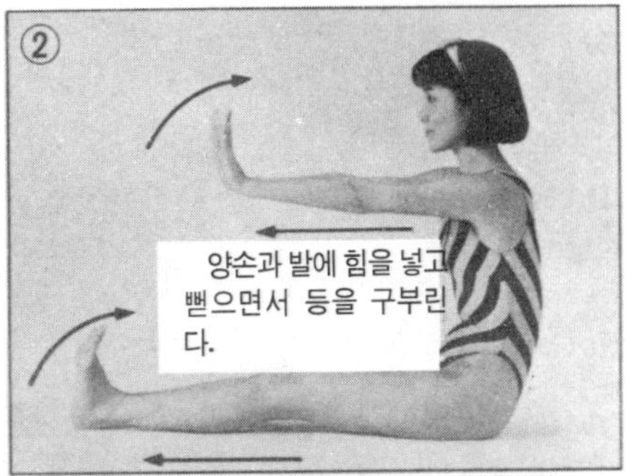

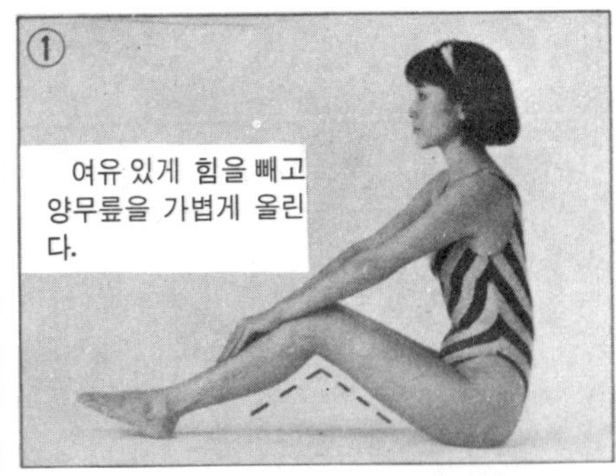

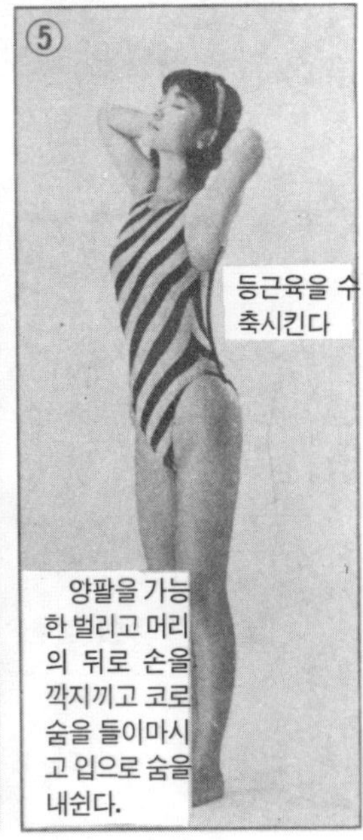

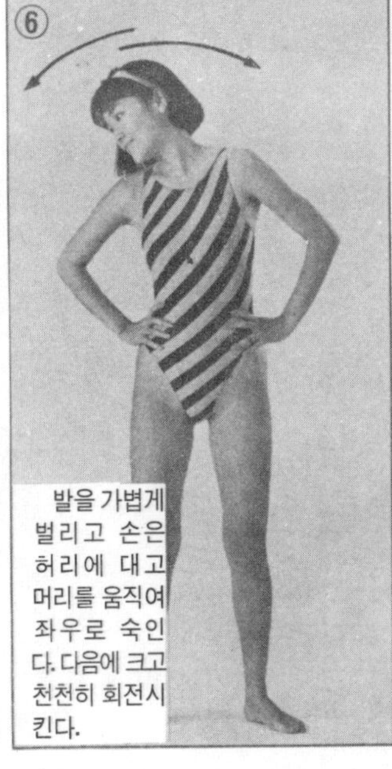

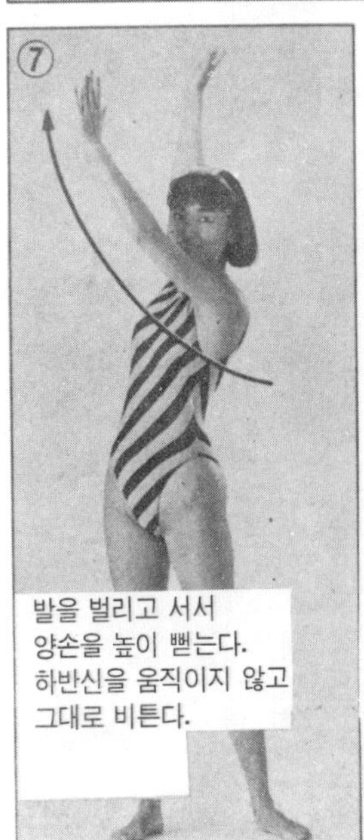

간단하게 할 수 있는 치료방법

호흡으로 치료한다

호흡의 방법에는 흉식(胸式)과 복식(腹式)이 있고, 보통 남성은 복식, 여성은 흉식호흡을 행하고 있다. 복식에서 배에 힘을 넣고 천천히 길게 숨을 토하면 부교감신경(副交感神經)이 긴장하여 억제력이 생기고, 흉식에서 가슴끝에 힘을 넣어 숨을 들이마시면 교감신경(交感神經)이 긴장하여 긴장이 높아진다고 하는 구조로 되어 있다. 결국'감정을 조절하고 불안정 등의 스트레스를 극복하는 데에는 복식호흡을 바른 자세로 행하는 것이 중요한 것이다.

바른 자세를 취하는 방법

바른 자세를 취하기에는 명치부터 위, 결국 머리, 목, 손의 힘을 빼고 하복부에서 발에 걸쳐서는 언제나 힘을 주도록 한다.

먼저 턱을 당기고 가슴을 앞으로 내밀어 어깨를 좌우로 수평이 되게 펴고 겨드랑이 밑에 달걀 1개를 품을 정도로 겨드랑이 밑을 벌린다. 여기에서 어깨와 목의 힘을 뺀다.

하반신에 힘을 넣는 요령은 엄지발가락과 무릎 안쪽에 힘을 모으고, 골반을 내려서 허리를 앞으로 내밀고 배를 잡아넣어 허리의 힘과 밸런스를 이루도록 한다.

복식 호흡의 방법

① 바른 자세를 취한다. 하복부를 들이밀면서 가능한한 천천히 힘을 모아 숨을 내쉰다. 하복부의 피부가 등뼈에 붙을 정도로까지 숨을 내쉰다.

② 배에 힘을 빼고,반동으로 하복부를 부풀리면서 재빠르게 숨을 들이마신다.

그 사이 의식은 하복부에 집중한다. 단시간으로 시작하여 점차 시간을 늘여가며 30분 정도는 계속하도록 한다.

가슴과 어깨의 긴장을 푼다

복식호흡이 잘 되지 않는 것은 어깨와 가슴의 근육이 긴장된 까닭이다. 긴장을 풀기 위한 연습을 소개하겠다.

① 눈을 감고 편안히 5분간 쉰다. 천천히 심호흡을 하면서 가슴 전체로 생긴 긴장감을 확인한다. 힘을 넣지 않고 자연스럽게 할 수 있는 범위로 깊이 호흡을 되풀이하고,그 뒤에는 충분히 휴식을 취한다.

② 조용히 양어깨를 뒤로 당긴다. 이렇게 하면 어깨 갑골의 사이 부분에 긴장감이 생긴다.

③ 잠시 긴장시키고 나서 급히 힘을 뺀다. 그 동작을 1, 2회 행하고 마지막에는 힘을 빼고 휴식을 취한다.

④ 왼쪽 팔을 올려 가슴 앞으로 돌린다. 가슴 부분에 긴장을 느낀다. 잠시 후, 갑자기 힘을 빼고 이것을 1, 2회 행한다. 마지막으로 힘을 뺀 다음 조용히 쉬고, 오른팔에 대해서도 마찬가지로 행한다.

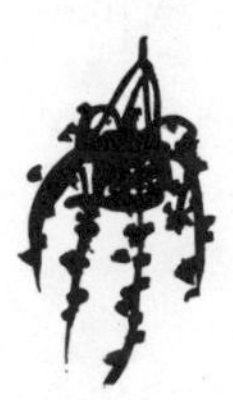

> **하복부를 집어 넣으면서 천천히 숨을 토하고, 배에 힘을 빼고 재빠르게 숨을 들이마신다.**

• 스트레스를 제거하는 호흡법 •

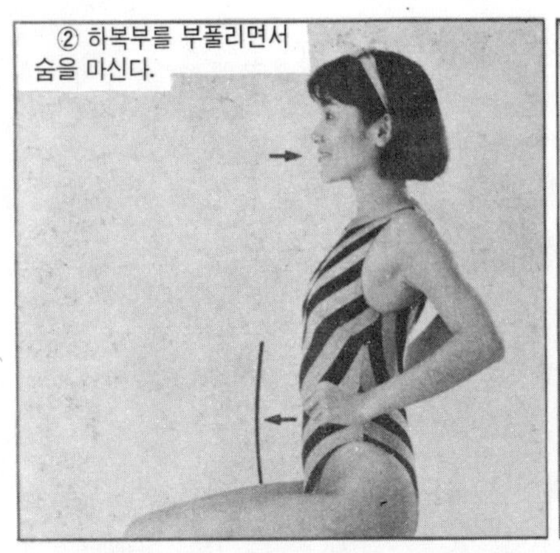

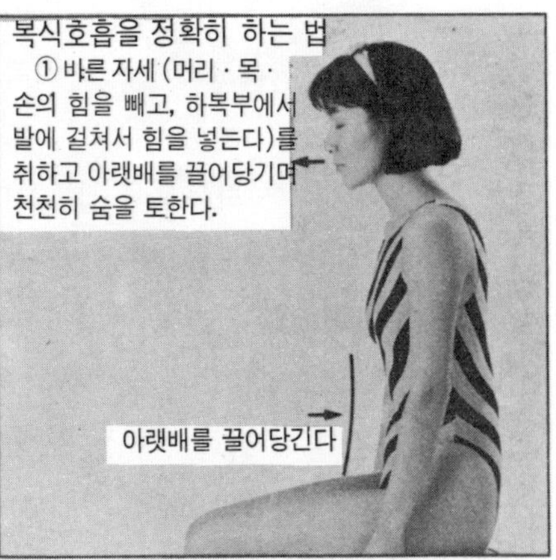

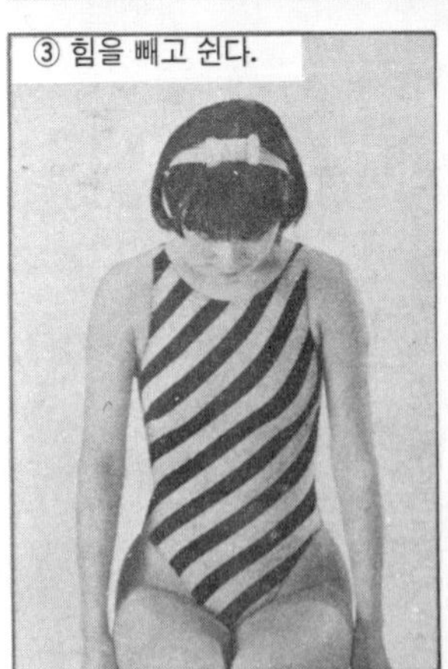

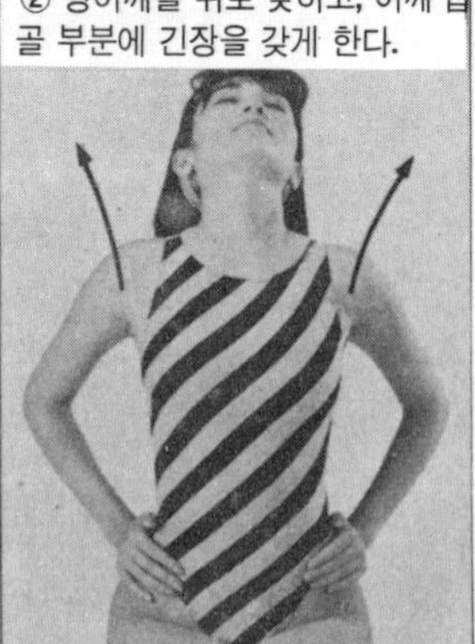

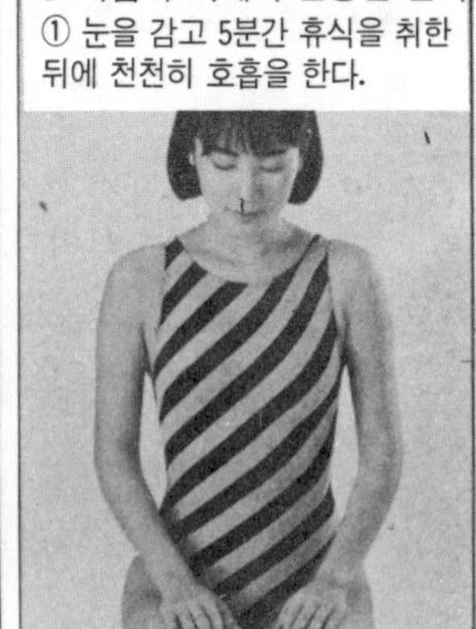

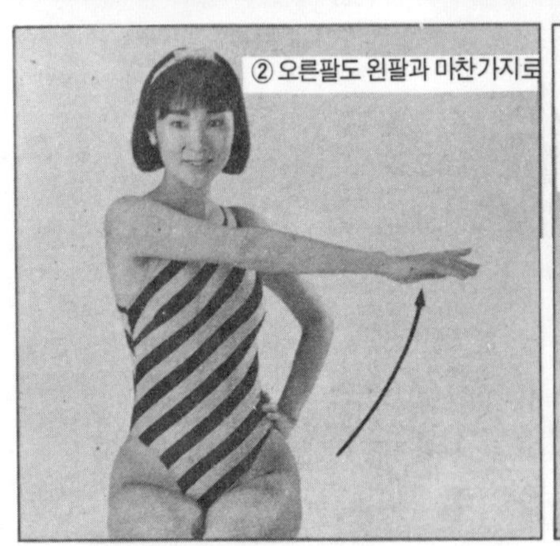

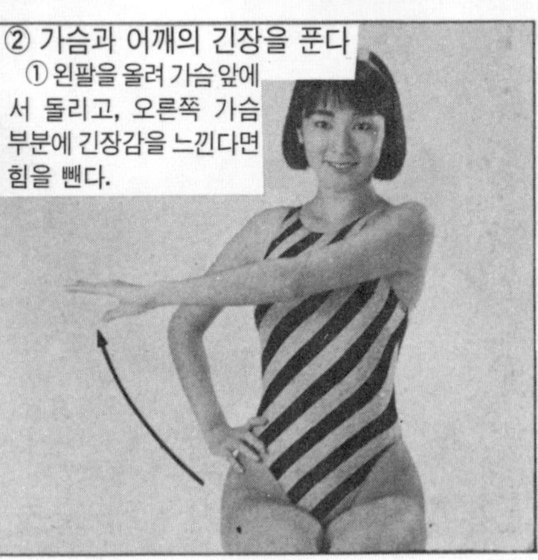

① 식이요법으로 치료한다

스트레스에 강한 몸을 만드는 영양소

안절부절못하며 기운이 없고 밤에 쉽게 잠들 수 없다……. 스트레스가 원인으로 발생된 이 증상은 영양의 밸런스가 무너진 것과 관계 없지 않다. 아침, 점심, 저녁의 3식을 확실히 하고, 식사 때마다 곡류(穀類), 육류(肉類), 어류(魚類)등의 주채(主菜)와 야채 등을 이용한 부채(副菜)를 각기 밸런스를 맞추어 섭취한다. 이것이 스트레스를 맞받아 치는 식사의 기본이다. 피로가 쉽게 풀리지 않거나,스트레스성 십이지장궤양이 되거나 하는 것은 그 원인 중에 특정의 영양소가 결핍된 것도 있을 수 있는 것이다.

제일 먼저 생각할 수 있는 것은 비타민 B_1의 부족이다. 이전에 미국에서 행해진 실험 결과, 비타민 B_1의 부족은 정신적인 능력 저하, 불안감, 불면의 원인이 되는 것을 알았다. 비타민 B_1은 뇌내물질(腦內物質)의 대사(代謝)를 좋게 하고, 정서를 안정시키기 위해서 결핍되어서는 안될 존재인 것이다.

비타민 B_1이 많이 포함되어 있는 것은 현미와 배아정미(胚芽精米), 강화미(强化米), 보리밥 등이며,백미에는 훨씬 적게 포함되어 있다.

곡물 이외에는 돼지고기, 연어알젓, 명란젓, 땅콩, 콩, 누에콩 등의 두류(豆類), 표고버섯, 마늘등에 비교적 많이 함유되어 있다.

비타민 B_1을 함유한 식품을 취하는 요령은 유화(硫化)아릴을 포함한 식품과 함께 조리할 것. 양파를 잘게 썰 때 눈을 자극하는 것은 이 유화 아릴 때문인데, 이 성분은 비타민 B_1의 흡수를 높히는 효과가 있다. 유화 아릴은 파, 양파, 마늘, 부추 등에 함유되어 있다. 예를 들면 비타민 B_1 을 많이 함유한 돼지고기를 조리할 경우,마늘을 찧던가 부엌칼의 배로 으깨던가 하여 잘게 썰어서 양념장 안에 넣어 굽거나 하고, 옥파를 많이 이용해 탕수육을 만들거나 하는 것도 좋을 것이다.

또 간과 닭고기에도 비타민 B_1이 포함되어 있으므로 부추와 간을 함께 볶거나 볶음이라면 파와 함께 꽂아서 굽는 것도 좋을 것이다.

비타민 B_1 외에도 단백질·비타민 C·칼슘을 많이 섭취하도록 신경쓴다.알고 있는 대로 단백질은 육류 , 어류 , 계란 , 콩류에 많이 함유되어 있다. 비타민 C는 감 , 딸기 등의 과일 ,양배추, 콜리플라워(cauliflower : 양배추의 일종) 등 야채에 많이 함유되어 있다. 콜리플라워로 한다면 그라탱(화이트 소스로 무친 고기로야채 따위를 접시에 담아 오븐에 구운 요리 : gratin)을 만들 때 마카로니 대신에 사용해도 맛있고 다량으로 먹을 수 있다. 칼슘이 많이 함유된 것은 정어리 , 보리새우 등의 어류, 우유, 치즈 ,무우 무침, 콩 등의 두류(豆類)이다.

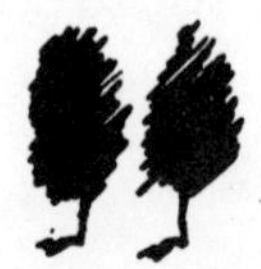

비타민 B_1, C, 칼슘이 스트레스 방어의 3대 영양소. 매일 충분히 섭취하도록 한다.

② 식이요법으로 치료한다

신경피로를 고치는 일품요리

스트레스에 싸워 이기기 위하여 필요한 영양소 중에서도 가장 중요한 것이 비타민 B_1이다. 이 비타민 B_1을 많이 함유한 식품을 이용한 메뉴를 몇 개 소개하겠다. 전항에서 잠시 이야기한 바 있는 육류 요리 이외에 다음과 같은 요리를 권한다.

호박찜 · 팥밥

비타민 B_1이 많이 함유된 팥을 훌륭하게 섭취하는 예이다. 잘게 썬 호박과 콩을 함께 쪄서 설탕, 소금, 간장으로 간을 맞춘다.

팥을 이용한 대표적인 요리로 팥밥도 간과해서는 안된다. 팥을 삶은 물을 이용하여 밥을 짓는 것은 단지 붉게 채색하는 것 뿐이 아니라 삶은 물에 유출된 비타민B_1을 버리지 않고 이용한다고 하는 의미도 있는 것이다.

명란젓 무우말이

무우를 깎이 썰기하여 생명란젓을 돌돌 감아 그대로 먹는다.

또 소금에 절인 명란젓을 깍둑썰은 무우 위에 얹으면, 명란젓의 맛이 무우에 잘 배어든다.

무우에 땅콩 안고

과자나 안주로 먹는 이외에 땅콩의 요리도 생각해 보자.다시마 국물과 쌀로 끓인 무우에 조리료, 간장으로 조미하여 갈분을 걸쭉하게 첨가한 땅콩 앙고를 곁들어 먹는다.후로후끼 무우 (무우를 둥글게 썰어 흐물흐물하게 삶아 된장을 쳐서 먹는 요리)의 응용예라고 할 수 있겠다.

땅콩에는 지방이 많이 함유되어 너무 많이 먹으면 비만의 염려도 있지만, 이렇게 먹는 방법이라면 소량으로도 땅콩의 맛을 만끽할 수 있을 것이다.

표고버섯의 갓튀김

생표고버섯의 갓 안쪽에 옥파와 닭고기를 버무려 넣고, 빵가루를 묻혀 튀긴다. 푸른 고추를 곁들여 레몬즙과 간장과 올스타소스로 먹는다.

표고버섯에는 항암(抗癌)작용이 있고, 콜레스테롤을 줄여 고혈압(高血壓)을 방지하는 효과가 있다 라고도 한다.

현미의 필라프(pialf : 밥에 고기,새우 따위를 넣고 버터로 볶은 음식)·볶은밥

찰기가 부족한 현미는 그 특징을 살려 필라프나 볶은밥을 하는 것이 좋을 것이다. 끈끈하게 달라붙지 않아 먹기 쉽게 만들 수 있다.

사용할 재료는 냉장고에 있는 햄이나 고기 , 계란 , 쓰다 남은 야채 등 무엇이나 상관 없다. 처음에 재료와 밥을 따로따로 기름에 뜨겁게 볶고, 같이 볶을 때 소금 , 후추 , 간장을 조금씩 넣어 간을 맞춘다.

현미는 산화(酸化), 변질이 되기 쉬우므로 한번에 많이 사먹지 않는 것이 요령이다.

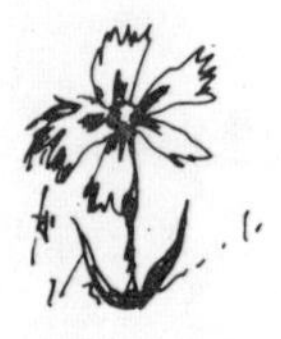

항스트레스 영양 '비타민 B₁'을 풍부하게 함유한 콩류 등을 훌륭하게 요리하여 섭취한다.

• 스트레스를 식이요법으로 치료하는 일품 요리 (재료는 1인분) •

호박찜

(재료) 호박100 g, 팥20 g, 설탕

큰 숟가락으로 깎아서 1술, 소금, 간장 조금

호박의 껍질을 군데군데 벗겨 3㎝ 굵기로 썬다. 팥은 5~6배의 물에서 30분 삶는다. 팥이 부드럽게 되면 호박을 넣고 설탕, 소금을 넣어 10분, 간장을 넣고 8분 삶는다.

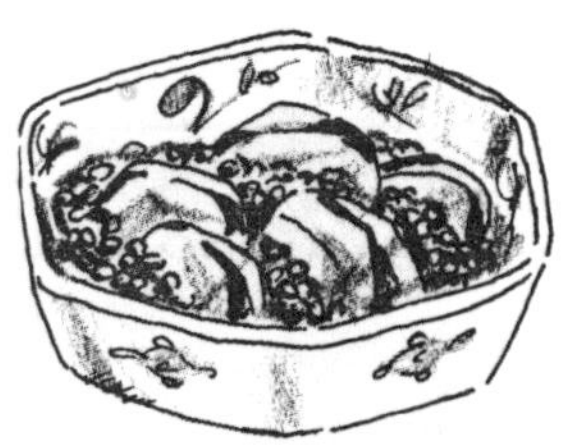

명란젓 무우말이

(재료) 생명란젓 1/2, 무우 1/6

무우는 명란젓의 크기로 맞추어 썰고, 말 수 있게 하여 명란젓을 죽으로 하여 무우를 말아 크기를 맞추어 썬다.

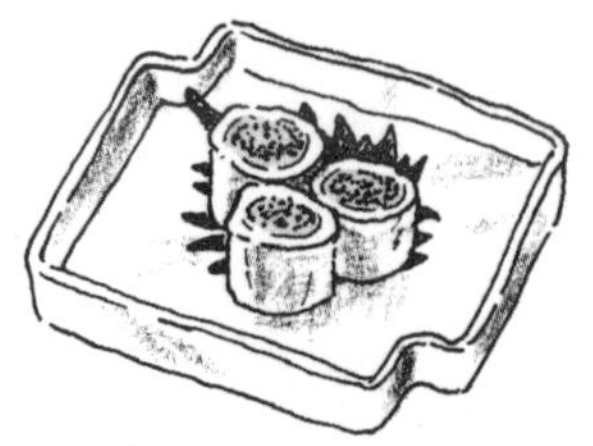

무우 땅콩안고

(재료) 무 50~80 g, 땅콩 30 g

다시마 국물 100cc, 양념 작은 술로 1 숟갈 분

큰 수저 1/2

둥글게 썬 무우를 다시마와 쌀을 물이 잠길듯 말듯한 상태에서 1시간 끓인다. 땅콩은 데쳐서 껍질을 벗겨 깨끗한 물로 2~3시간 부드럽게 불린다. 다시마 국물에 조미료를 넣고 부글부글 끓인 것에 갈분을 넣어 약간 걸죽하게 한 다음, 여기에 땅콩을 섞고 뜨거운 무우를 넣는다.

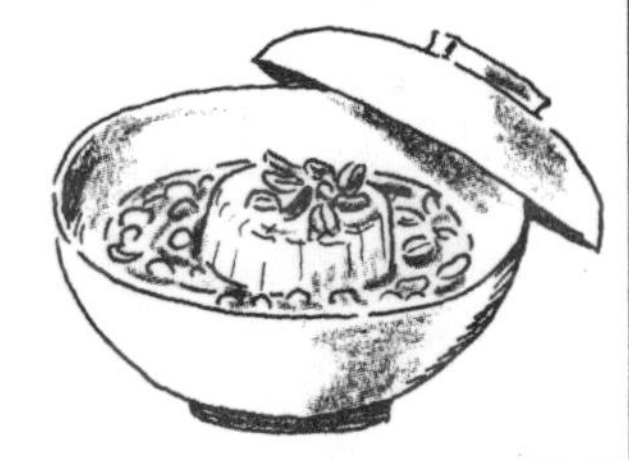

표고버섯의 갓튀김

(재료) 생표고버섯 중3개, 닭고기30 g, 옥파 30 g, 계란1/5개,
소금, 후추, 녹말가루, 빵가루 적당량, 튀김유 큰수저1/2

닭고기에 소금, 후추, 난황, 잘게 썬 양파를 섞는다.
생표고버섯의 축을 잘라 갓 속에 녹말가루를 묻혀 저민 고기를 채운다. 채운 고기 부분에 계란 흰자를 적셔 빵가루를 묻히고 170~180도의 기름에 고기 부분을 밑으로 해서 넣는다.

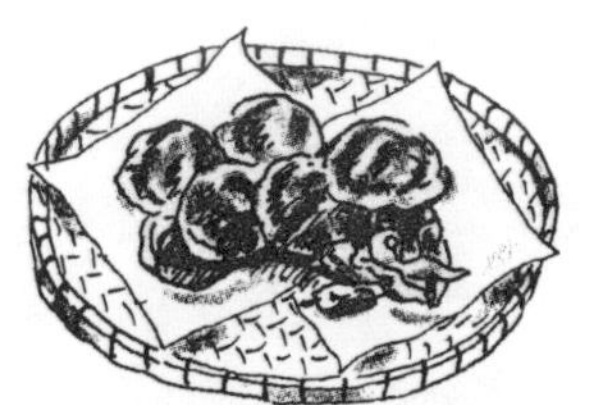

현미 필라프 · 볶은밥

(재료) 현미 1되, 햄, 고기, 계란, 야채 적당량, 소금, 후추, 간장 조금, 기름

재료와 밥을 따로따로 볶아, 다시 함께 볶을 때 소금, 간장, 후추 등으로 간을 맞춘다.

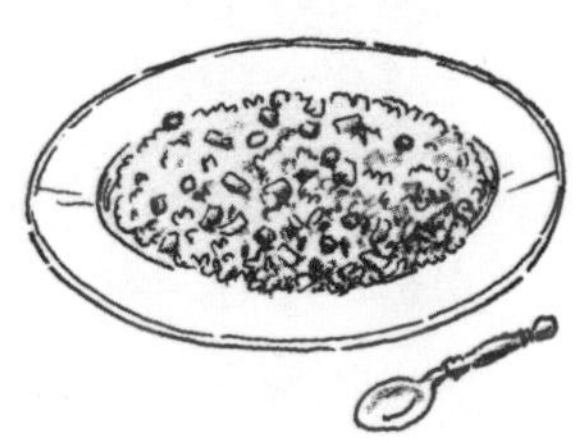

① 이렇게 하면 고칠 수 있다

한방약으로 치료한다

한방약(漢方藥)에는 스트레스가 원인이 되어 일어난 여러가지 증상(症狀)마다에 각기 아주 효과가 있는 처방(處方)이 있다. 여기에는 먼저 어떤 증상에도 효과가 있는 스트레스의 특효약부터 소개하겠다.

스트레스에 효과가 있는 한방처방

① 시호계지탕(柴胡桂枝湯)

시호(柴胡) 5g, 반하(半夏) 4g, 계지(桂枝), 황금(黃芩), 인삼(人蔘), 작약(芍藥), 생강(生薑), 대추(大棗) 각 2g, 감초(甘草) 1.5g.

체력이 보통인 사람부터 거의 몸이 약한 사람까지 사용하고, 다른 한방처방과 병용(倂用)할 수도 있다. 스트레스성 위통(胃痛) 등의 눈에 띄는 증상이 있을 경우는 이 처방에 위통(胃痛)용 처방을 첨가하여 복용하면 좋다.

스트레스 이외의 증상에도 폭넓게 사용할 수 있으므로 이 처방을 외워 두면 편리하다. 감기 증상의 완화(緩和), 피로회복, 간장계(肝臟系)·소화기계(消化器系)의 장해 등에 효과가 있다. 이밖에도 아이들에게 나타나는 특유의 병, 예를 들면 천식(喘息), 알레르기, 아트피성 피부염, 스트레스에서 오는 야뇨증(夜尿症) 등에도 효과가 있다.

② 소시호탕합계지가작약탕(小柴胡湯合桂枝加芍藥湯)

성분은 ①과 마찬가지이며, 2배의 분량을 사용한다.

①의 처방 효과를 더욱 더 높이고 싶을 때 사용한다. 보통의 체력인 사람에게 적당하다.

③ 반하후박탕(半夏厚朴湯)

반하(半夏) 6g, 복령(茯苓) 5g, 생강(生薑) 4g, 후박(厚朴) 3g, 소엽(蘇葉) 2g.

다른 말로 사칠탕(四七湯) 또는 대칠기탕(大七氣湯)이라고도 한다. 원래 기가 약한 사람이 환경의 변화 등에 적응하지 못해 스트레스를 느낄 때에 복용하면 좋을 것이다. 스트레스에 의해 자주 마르는 사람이나 위장이 약하다 라는 사람에게 적당하다. 목에 무엇인가 걸렸다고 생각되고 거북하며 우울하다, 동계(動悸 : 평상시보다 심한 심장의 고통), 숨이 참, 현기증을 느끼는 증상에 효과가 있는 '기(氣)를 강하게 하는 약'. ①과 병용하여 평소에 복용하면 근본적으로 심신(心身)이 함께 강해지고 위약(胃弱)이나 불면증(不眠症)으로 고민하는 경우에도 해결할 수 있다.

④ 인삼탕(人蔘湯)

인삼(人蔘)·감초 (甘草)·삽주뿌리(朮)·마른 생강(乾薑)각 3g.

다른 이름으로 이중탕(理中湯). 한국 인삼 주체의 처방으로, 허약 체질인 사람에게 적격이다. 장기 입원, 수술로 인한 스트레스로 몸이 쇠약해져 버렸을 때, 그 중에도 특히 소화기계통(消化器系統)이 약해진 경우 효과가 있다. 식사 후 나른해지고, 눕지 않으면 안되는 사람은 소화기계통이 약해진 증거이다. 그럴 때에 이 처방을 복용하면 식욕이 회복되고 점점 살도 오른다. 쉽게 피로를 느끼는 사람, 일년 내내 병에 시달리는 사람에게 권할 만한 처방이다.

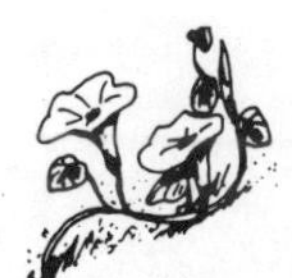

> **효과적인 한방약은 '시호계지탕'이다. 증상에 따라 복용하면 좋다.**

② 이렇게 하면 고칠 수 있다

약주, 민간약으로 치료한다

약국에서 처방한 한방약은 알콜에 녹여서 복용할 수 있다. 술이 용해되면 체내에서 흡수가 스무드하게 되어 한층 효과적이다. 또 벌꿀의 맛을 첨가해 두면 저항이 없고 상용할 수 있는 장점도 있다.

스트레스에 효과가 있는 약주

① 십전대보탕(十全大補湯)

인삼·황기(黃耆)·흰 삽주뿌리·당귀(當歸)·복령(茯苓)·지황(地黃)·천궁(川芎)·작약(芍藥)·계지(桂枝) 각 3g, 감초(甘草) 1.5g으로 만든 약주.

스트레스가 쌓여 대단히 피곤함을 느낄 때 권하고 싶다.

35도의 소주 1.8ℓ에 대해서 십전대보탕이 생약이라면 30g, 엑기스라면 50g을 혼합. 생약은 2개월 기다려 갈색을 띠면 먹을 때이다. 또 엑기스라면 섞어서 곧 마실수 있다. 어느 경우이든 꿀 400g에 감미를 더하면 좋을 것이다. 1일 1회, 10cc 이하의 소량씩 먹는다.

② 가미귀비탕(加味歸脾湯)

황기(黃耆)·인삼(人蔘)·삽주뿌리(朮)·복령(茯苓)·산조인(酸棗仁)·용안육(龍眼肉)·시호(柴胡) 각 3g, 당귀(當歸)·원지(遠志)·대추(大棗) 각 2g, 감초(甘草)·목향(木香) 각 1g, 생강(生薑) 1.5g으로 만든 술.

노이로제, 자율신경실조증(自律神經失調症), 위통, 동계(動悸), 불면증 등의 증상에 효과가 있다. 분량, 만드는 법, 복용 방법 등은 ①과 같다.

스트레스에 효과가 있는 민간요법

수박류－불면증에

하루분인 10g을 후라이팬에 놓고, 물 500cc로 반이 될 때까지 끓인다. 이 즙을 3회에 나누어 복용한다.

교 자－동계(動悸)에

소량씩 매일 복용하면 효과가 있다.

무우를 강판에 간 것－어깨 결림에

천에 펴서 아픈 부위에 붙인다.

마늘 , 치자나무 열매－요통에

마늘은 찧어 종이나 천에 펴서 아픈 부위에 붙이고, 얼얼하면 뗀다.

치자나무 열매는 3개분을 분말로 만들어 소맥분을 작은 수저 1, 계란 1개를 섞어 종이에 잘 펴서 아픈 곳에 붙인다.

소금－피로해진 눈에

간수가 든 천연의 소금을 미지근한 물에 용해시켜 눈을 감은 상태에서 씻는다.

생강－식욕 부진에

묵은 생강을 갈아서 야채나 된장국에 넣어 매일 먹도록 한다.

이질풀 , 자주쓴풀－위통에

이질풀 20g은 물 600cc에서, 자주쓴풀 1~3g은 물 200cc에서 끓여 마신다.

쑥－변비에

잎을 말린 것을 탕으로 마시게 밥공기 ⅓정도 넣어 열탕을 하여 아침 식사 전에 마신다.

> **스트레스에 효과가 있는 한방 처방을 술에 담그면 체내에서 흡수가 좋게 되고 효과가 는다.**

● 간단하고 아주 효과가 좋은 약술 만드는 법 ●

─── 재료 ───
한방약의 생약 ········30 g
 (엑기스인 경우 50 g)
꿀 ············400 g
소주 ···········1.8 ℓ
 (35.도)

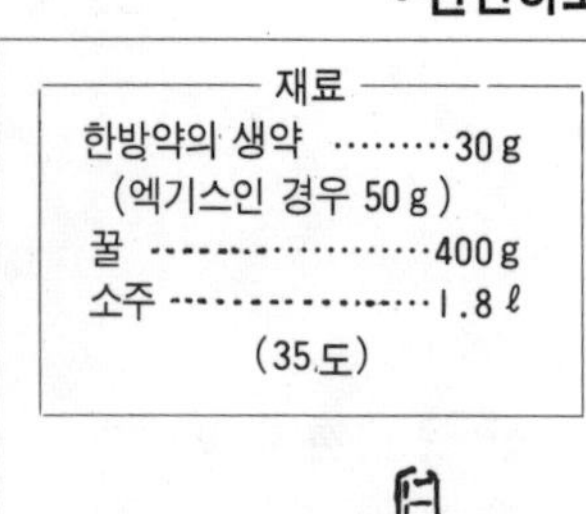

피로에는
십전대보탕
노이로제, 불안에는
가미귀비탕

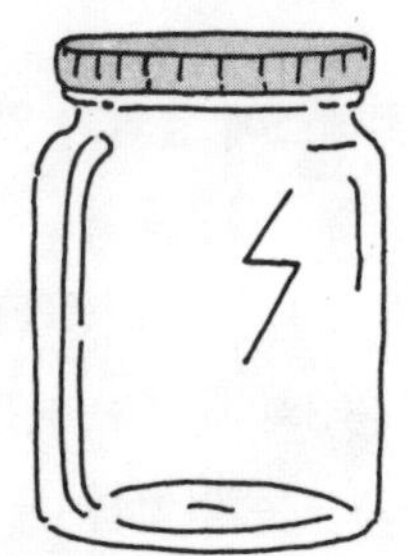

분말의 생약을 사용한 경우에는
2개를 기다려서 색이 갈색이 될
때부터 마신다.

스트레스에 효과 있는 민간요법

수박 종류 10 g을 후라이팬에넣고, 물이 반이 될 때까지 졸여 3회에 나누어 복용 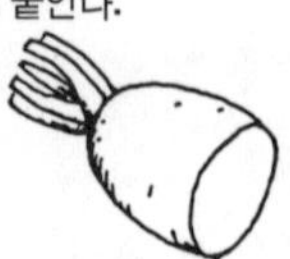	**교자류** 소량씩 매일 먹는다. 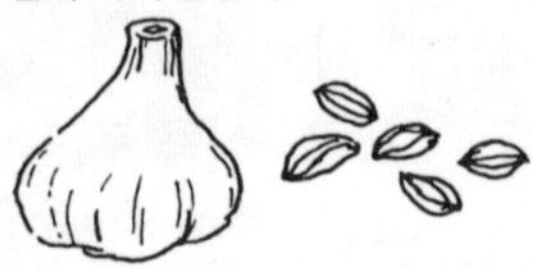
무우 강판에 간 것 천에 펴서 붙인다. 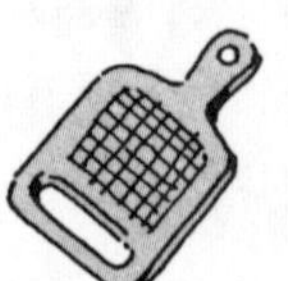	**마늘 · 치자나무** 빻은 것을 종이나 천에 펴서 붙인다. 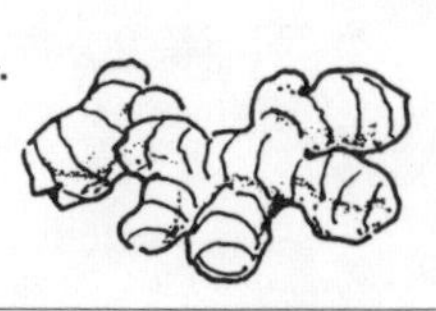
소금 천연의 소금을 미지근한 물에 용해시켜, 눈을 감은 상태에서 씻는다. 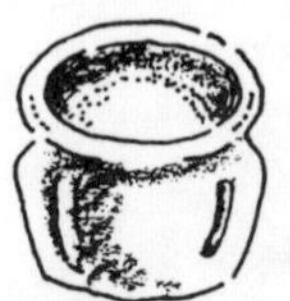	**생강** 묵은 생강을 갈아서 야채나 된장국에 넣는다.
이질풀 · 자주쓴풀 물에서 달여 마신다. 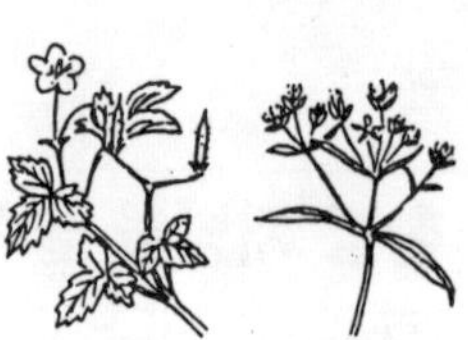	**쑥** 잎을 말려서 탕기에 1 / 3넣어 열탕하여 마신다. 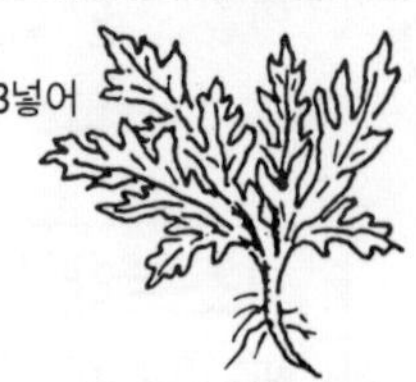

3 이렇게 하면 고칠 수 있다

따뜻하게 해서 치료한다

스트레스는 근육의 긴장을 초래하고 어깨와 허리 등에 울혈을 일으키는 일이 적지 않다. 이런 때는 긴장된 부분을 따뜻하게 한다. 이렇게 하면 혈액의 순환이 좋게 되어 몸이 풀리는 것 뿐만 아니라 정신적인 긴장도 자연히 해소된다.

뜨거운 타올로 따뜻하게 한다

습기가 있는 열로 몸을 정성들여 따뜻하게 한다.

뜨거운 물에 타올을 적셔 손에 고무장갑을 끼고 타올을 꽉 짠다. 데지 않을 정도로 타올이 식을 때까지 결림이 있는 부위에 댄다. 타올이 식으면 또 뜨거운 물에 넣어 되풀이 하여 10~15분간 따뜻하게 한다.

드라이어로 따뜻하게 한다

뻐근한 부위에 드라이어의 열풍을 쬔다. 뜨겁게 되면 드라이어를 떼고, 몇 회인가 이것을 되풀이 한다.

허브 목욕을 한다

생허브나 말린 허브를 욕조에 넣고 탕 속에 잠기게 한다.여기에는 특히 안절부절 못하고 불안감, 피로감 등을 제거하는데 효과가 있는 브렌드를 선택하기로 한다.

재료의 허브는 거즈주머니로 채운다. 이것을 물 1 l 를 넣은 법랑(또는 유리제) 냄비에 15~20분간 졸인다. 금속제 냄비는 허브 성분과 함께이면 화학 변화를 일으킬 염려가 있으므로 피한다. 졸여지면 작은 주머니와 함께 욕조에 넣는다.

김과 함께 향기가 나는 허브향을 충분히 들이마시도록 천천히 허브 목욕을 즐긴다.

① 스트레스에 효과가 있는 허브 목욕

쥬니퍼, 오렌지 브롯쌈, 로즈를 각기 작은 수저에 수북히 한 숟가락씩 넣는다. 이 브렌드는 또 아름다운 피부를 만드는 데도 도움이 된다.

② 스트레스에 효과가 있는 허브 목욕

바실, 벨카몬트, 쟈스민, 오렌지 브롯쌈을 각기 작은 수저로 수북히 한 숟가락씩 넣는다.

불안감을 제거하는 데에 효과가 있는 브렌드이다.

③ 스트레스에 효과가 있는 허브 목욕

카몬마일, 오렌지 브롯쌈, 로즈, 클라리세지를 각각 작은 수저로 수북히 한 숟가락씩 넣으며, 안절부절 못하는 것을 제거하는데 효과가 있는 브렌드이다.

기타 혈압이 높을 때는 레몬밤을 사용하면 효과가 있다.

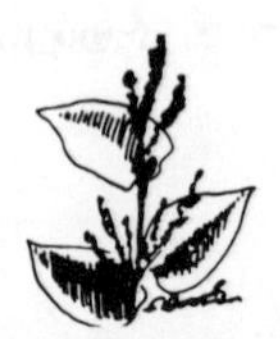

뜨거운 타올이나 드라이어의 열로 근육이 뻐근한 것을 풀어준다. 허브 목욕도 효과가 있다.

● 신경피로를 풀어주는 허브 · 목욕과 몸을 따뜻하게 하는 방법 ●

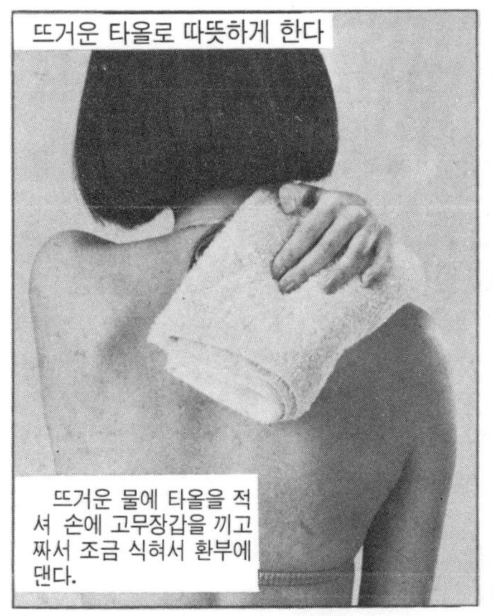

뜨거운 물에 타올을 적셔 손에 고무장갑을 끼고 짜서 조금 식혀서 환부에 댄다.

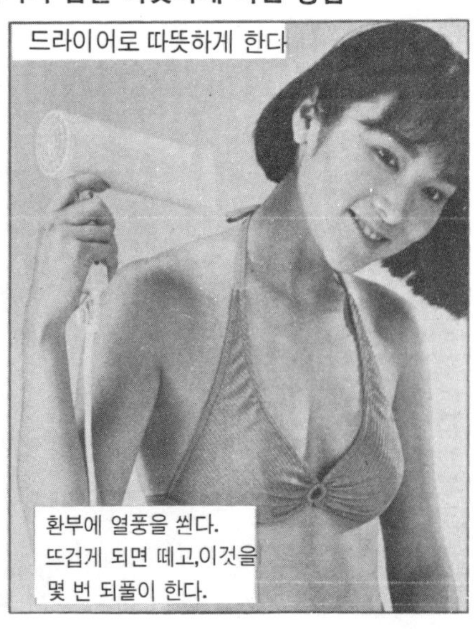

환부에 열풍을 쐰다. 뜨겁게 되면 떼고,이것을 몇 번 되풀이 한다.

스트레스에 효과가 있는 허브 · 목욕

브렌드 방법

쥬니퍼
오렌지 브롯쌈
로즈
} 각 작은 수저로 수북히 1술.

① 허브를 거즈 주머니에 넣는다.
② 물 1 *l* 를 넣은 범랑(또는 유리제)냄비에 15~20분간 졸인다.
③ 졸여지면 작은 주머니와 함께 욕조에 넣는다.

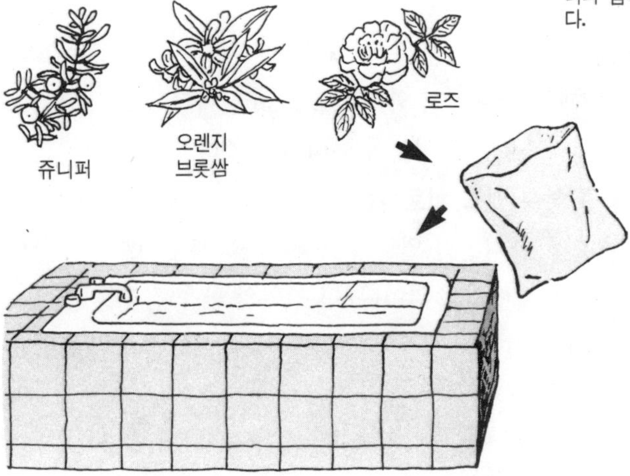

쥬니퍼

오렌지
브롯쌈

로즈

① 스트레스 · 불쾌증상의 치료법

안절부절 못한다

스트레스가 원인이 되어 일으키는 증상의 하나가 안절부절 못하는 것이다. 평소엔 그다지 급한 성격이 아닌데도 웬일인지 요즘 자주 화를 내거나, 작은 일에 신경을 쓴다…… 라고 느끼기 시작했다면 이것은 스트레스의 증상이라고 의심해 볼 필요가 있을 것이다.

안절부절 못하는 것을 해소하는 데는 급소를 지압하는 것과 함께 한방약, 표정을 부드럽게 하는 훈련을 병행하면 효과를 올릴 수 있다.

안절부절 못하는 것을 치료하는 지압의 급소

중충(中衝)

가운데 손가락의 손톱 밑의 안쪽에서 2mm 떨어진 곳에 있다. 엄지손가락의 지문 부분으로 눌러준다.

발의 격음

네번째 발가락의 발톱에서 외측으로 2mm 떨어진 곳에 있다. 엄지손가락과 집게손가락으로 끼워넣듯이 하여 눌러준다.

안절부절 못하는 것을 치료하는 체조

안절부절 못하면 자연히 얼굴의 표정이 사납게 된다. 특히 눈에 띄는 것은 눈매, 눈썹, 이마의 주위이다. 이 부위의 근육 긴장을 풀고, 머리를 상쾌하게 하여 원기 왕성하게 함과 동시에 스트레스를 치료하는 것이 이 체조이다.

① 눈을 자연스럽게 감고 편히 5분간 쉬고 나서 눈을 뜨고 천천히 눈썹을 올린다. 얼굴 전체에 긴장감이 생기기 시작한다면 힘을 빼고

쉰다. 2회 눈의 힘을 천천히 빼고 조용히 하여 5분간 쉰다. 더욱이 눈썹을 올린 뒤에 천천히 힘을 빼는 식으로 수회 되풀이하고, 10분간 아무 것도 하지 않으면서 긴장을 풀고 편히 쉰다.

② 강하게 눈썹을 모으고 얼굴을 찡그린다. 미간에 긴장을 느끼면 힘을 쑥 빼고, 한번 더 힘을 주고는 이번에는 천천히 힘을 뺀다. 그뒤 5분간 긴장을 풀고 쉰다.

이러한 표정 연습은 표정 근육의 긴장을 풀어주는 것 뿐만 아니라 마음의 긴장감까지 함께 해소해 준다. 밝은 표정으로 대인관계(對人關係)가 스무드하게 되면 스트레스의 원인도 저절로 감소되는 셈이다.

안절부절 못하는 것을 치료하는 한방처방(漢方處方)

가미소요산(加味消遙散)

당귀(當歸)·작약(芍藥)·시호(柴胡)·삽주뿌리·복령(茯苓) 각 3g, 감초(甘草)·목단피·(牧丹皮)·치자(梔子) 각 2g, 박하(薄荷)· 마른 생강(乾生薑) 각 1g.

보통의 체력인 사람에서 약한 사람까지 효과가 있는 처방이다.

기분이 가라앉지 않고, 사물에 신경이 쓰여 쉽게 피곤해질 때 등에 복용해 준다.

또 냉증(冷症), 허약체질(虛弱體質), 원인불명의 미열(微熱), 간장장해(肝臟障害), 신경성 발열(神經性發熱), 생리불순(生理不順), 생리통(生理痛), 각각의 부인질환(婦人疾患), 신경증의 제증상을 일으키는 경우에 효과가 있다.

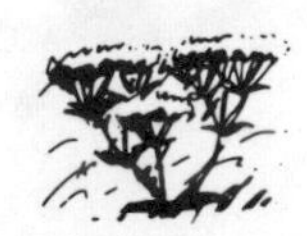

> 가운데 손가락과 네번째 발가락의 급소를 잘 문지르고, 얼굴의 표정을 부드럽게 하는 체조를 행한다.

•안절부절 못하는 것을 제거하는 지압과 체조•

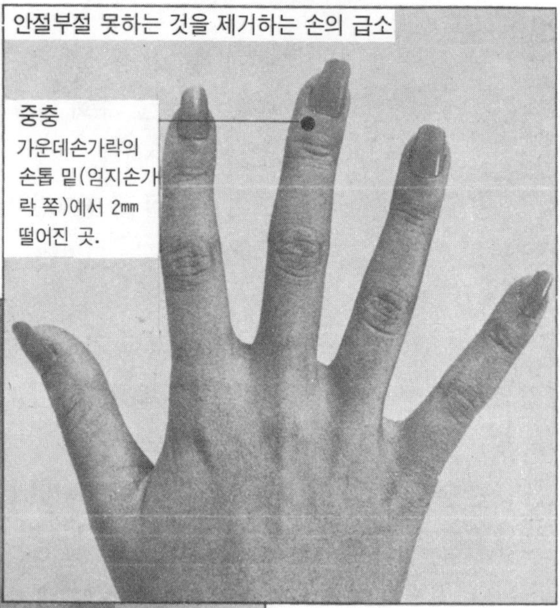

안절부절 못하는 것을 제거하는 손의 급소

중충
가운데손가락의
손톱 밑(엄지손가
락 쪽)에서 2㎜
떨어진 곳.

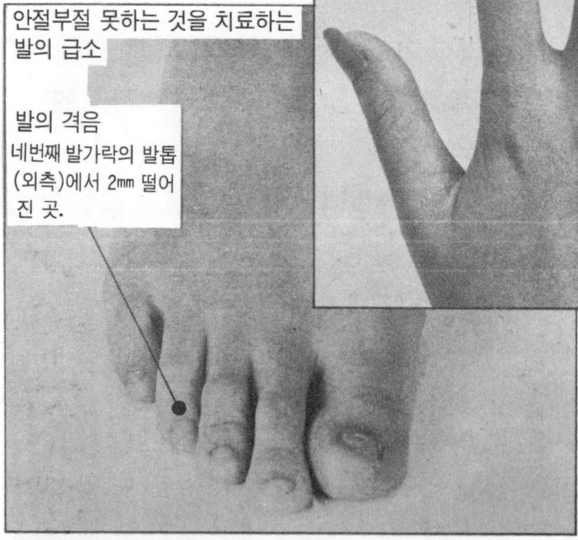

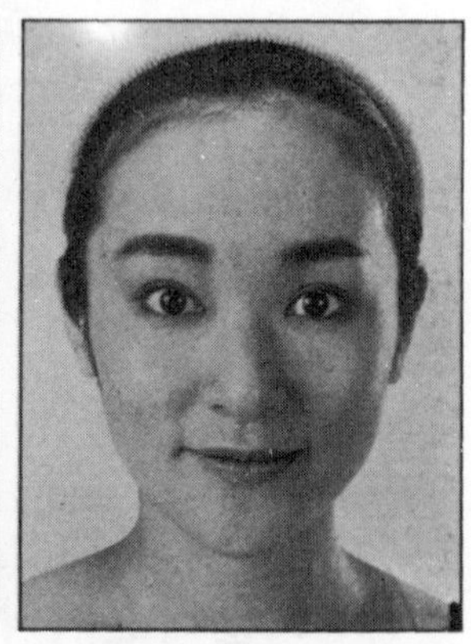

안절부절 못하는 것을 치료하는 발의 급소

발의 격음
네번째 발가락의 발톱
(외측)에서 2㎜ 떨어
진 곳.

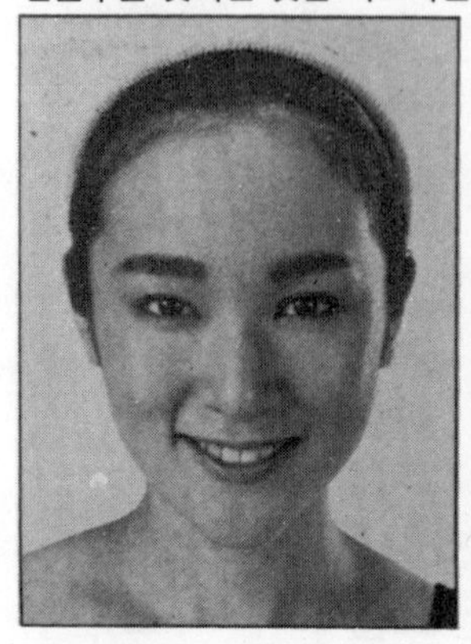

안절부절 못하는 것을 치료하는 체조

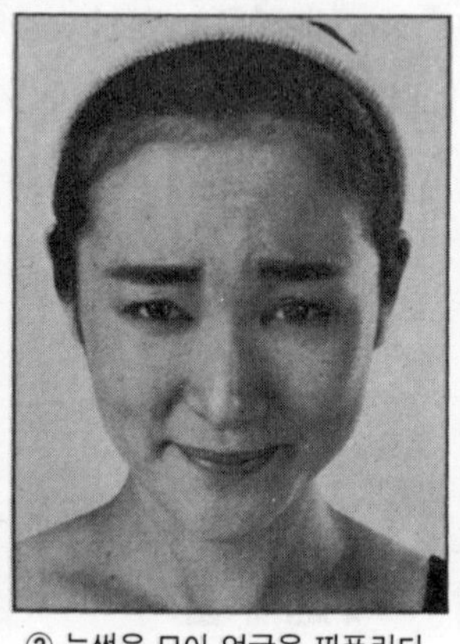

어느 경우라도 긴장감을 느꼈다면 힘을 뺀다.

② 눈썹을 모아 얼굴을 찌푸린다. 미간을 긴장시킨다.

① 눈썹을 올려 얼굴 전체에 긴강감을 준다.

② 스트레스 · 불쾌증상의 치료법

쉽게 잠을 잘 수 없다

스트레스를 심하게 느낄 때는 신경이 곤두서서 사소한 일에도 신경이 쓰여 큰 불안이 되어 쉽사리 잠들 수가 없다. 실제로는 잠자고 있는데도 숙면감(熟眠感)을 느낄 수 없는 경우도 있을 것이다.

불안을 치료하기 위해서는 무엇보다도 먼저 그 원인을 제거할 것. 그 뒤에 신경이 곤두선 것을 진정시키고 상쾌한 수면을 맞기 위해 급소를 꼭 활용했으면 하는 것이다.

쉽게 잠들 수 있게 하는 급소

중 충(中衝)

중지의 손톱 밑(엄지손가락쪽)에서 2mm 떨어진 곳이다. 엄지손가락과 집게손가락으로 끼워넣듯이 지압한다.

안 면(安眠)

문자 그대로 편안하게 잠들기 위해 불려진 급소이다. 귓볼 뒤에 나온 뼈(유양돌기 : 乳樣突起)를 집듯이 하는 안면 ①과 안면 ②가 있다. 엄지손가락의 지문 부분으로 지압해 준다.

실 면(失眠)

두번째 발가락에서 발뒷꿈치로 이어지는 선과 밖의 복사뼈, 안의 복사뼈를 연결하는 선이 교차하는 곳이다. 이 급소는 지압 외에 주먹으로 두드리거나 드라이어로 온열자극(温熱刺激)을 주어도 좋을 것이다.

쉽게 잠들 수 있는 체조

잠들기가 어려울 경우 잠들자, 잠들자 라는 생각을 하면 할수록 오히려 눈이 떠져오는 것을 알 것이다. 이런 때는 가벼운 동작을 해서 근육의 긴장과 피로감을 제거해 몸의 긴장을 풀고 휴식을 취하게 한다. 이를 위하여 다음과 같은 체조를 해보자.

① 팔꿈치와 무릎을 붙이고 엉덩이를 높이며 가슴을 바닥에 붙일 정도로 낮히고 방안을 포복하여 전진한다.

② 양팔의 좌우를 벌리고 벌린 손의 손끝을 본다. 좌우 4번씩 교차하여 3회 되풀이한다. 사무 등으로 앞으로 구부리는 자세를 계속 취했기 때문에 압박을 받은 어깨와 가슴이 이렇게 하면 긴장이 풀리고 쉴 수 있다.

③ 똑바로 누워서 발바닥과 머리를 바닥에 붙이고 몸을 활모양이 되도록 휘게 한다. 그대로 3초 정지시키고 그 동작을 3회 되풀이 한다.

④ 똑바로 누워서 한 발을 올려 발로 원을 그리듯이 돌린다.

이상 체조의 요령은 너무 심하게 하지 않는다. 심하게 하면 오히려 눈이 떠지게 된다. 시간은 5분 정도씩 늘리는 기분으로 한다. 무리하게 끝까지 하려고 하지 말고 잘 수 있을 때까지 하면서 누워서 그대로 잠들어 버린다. 조용한 침실에서 언제라도 잠들 수 있도록 하는 자세로 행한다.

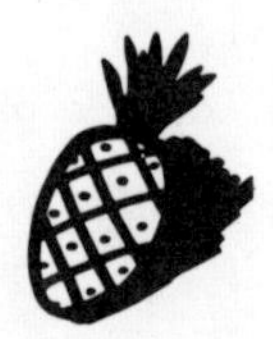

사용하는 급소는 정확히 '안면(安眠)' 귀 뒤에 있는 뼈가 튀어나온 전후를 지압한다.

•쉽게 잠들 수 있게 하는 급소와 체조•

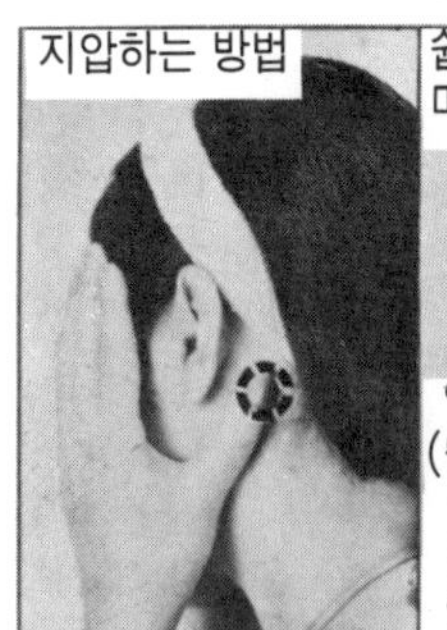

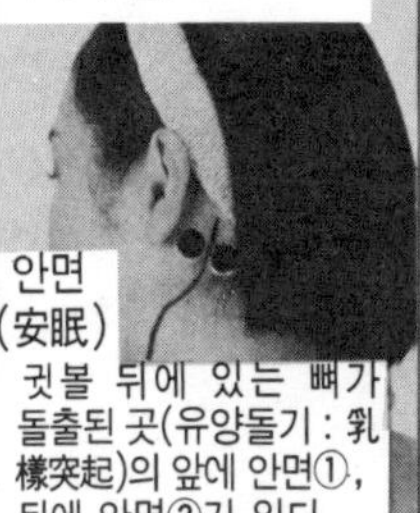

지압하는 법

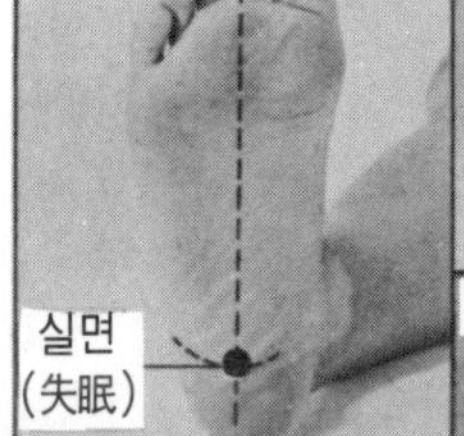

실면(失眠)

　발의 두번째 발가락에서 발뒷꿈치로 잇는 선과, 밖의 복숭아뼈와 안의 복숭아뼈를 연결시키는 선이 교차하는 곳.

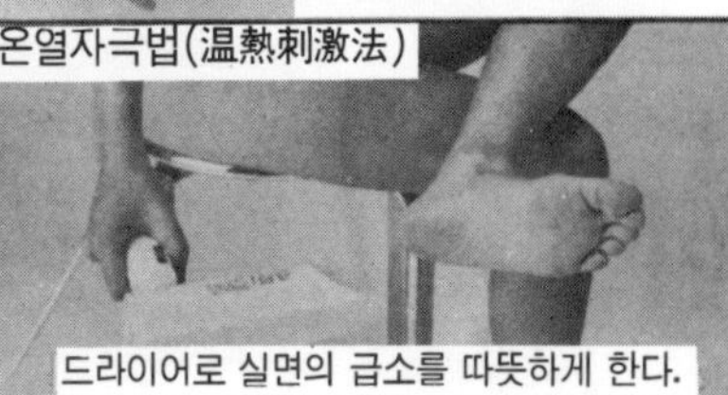

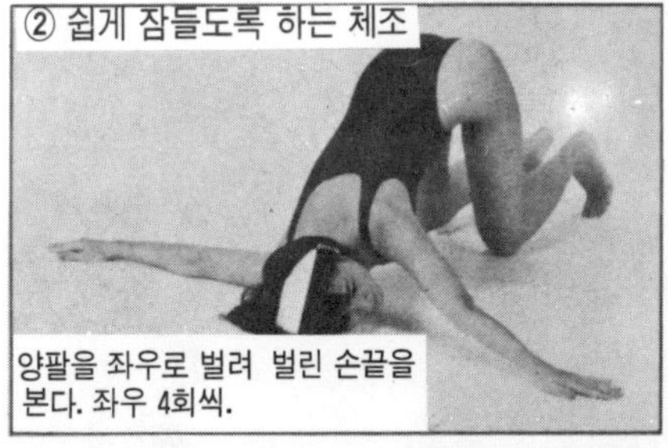

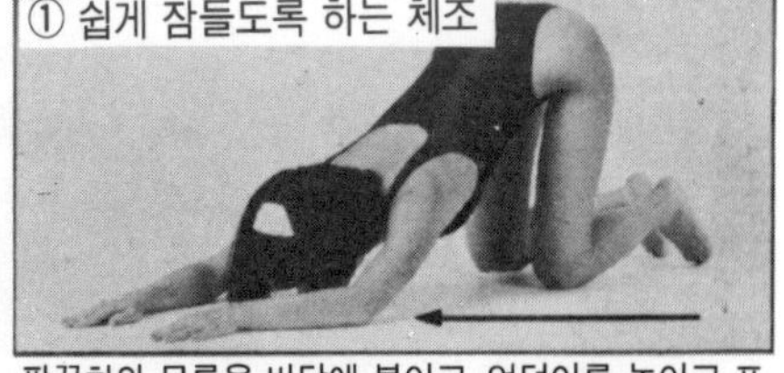

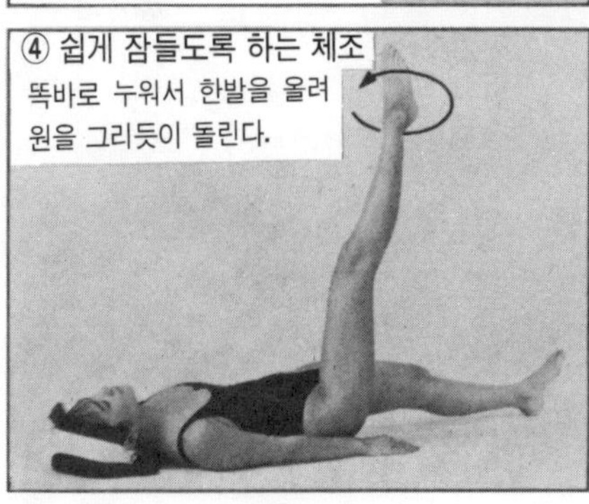

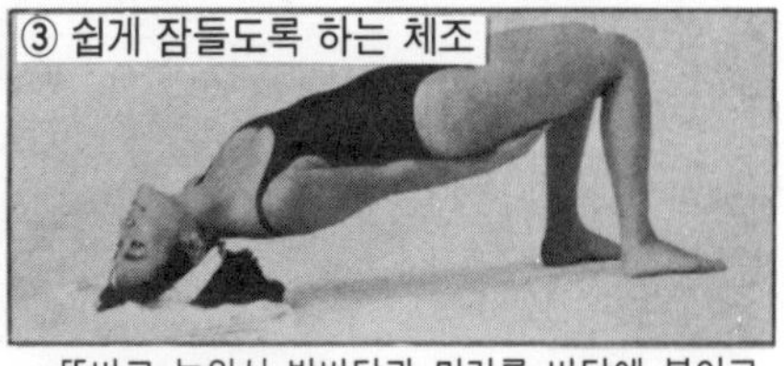

③ 스트레스 · 불쾌증상의 치료법

머리가 무겁고 머리가 아프다

스트레스의 대표적 증상 가운데 하나가 두통과 머리가 무거운 것이다. 정신적인 긴장의 연속에서 초래된 증상으로 사무직과 관리직, 섬세한 일에 종사하는 사람, 수험생 등에게서 많이 볼 수 있다. 두통은 일시적인 피로에서도 일어나며 피로가 계속되면 만성화하고 통증도 심하게 된다. 가능한한 빨리 치료하도록 신경을 써야만 한다.

두통에 효과가 있는 급소

두통에 효과가 있는 급소는 머리와 손발에 많이 있다. 그러나 스트레스에서 오는 두통의 경우는 머리의 급소를 피하는 쪽이 현명하다. 이것은 머리 부분에의 자극이 오히려 스트레스를 높이고 두통을 조장하는 경우가 있기 때문이다.오히려 손발의 급소를 적극적으로 활용해 주자.

손발의 급소가 두통에 효과적이다 라는 것은 좀 이상하다 라고 생각할지 모르겠으나 급소는 각기 경락(經絡)이라는 네트워크로 연결되어 있고, 두통을 치료하는 움직임이 있는 경락은 손발에도 연결되어 있는 셈이다.

스트레스가 원인인 두통을 치료하는 급소는 다음과 같다.

상 양(商陽)

집게손가락의 손톱 밑(엄지손가락쪽)에서 2mm 떨어진 곳에 있다.

중 충(中衝)

가운데손가락의 손톱 밑(엄지손가락쪽)에서 약 2mm 떨어진곳에 있다.

관 충(關衝)

약지손가락의 손톱 밑(새끼손가락 쪽)에서 2mm 정도의 위치에 있다.

대 돈(大敦)

엄지발가락의 발톱 밑 외측에서 2mm 정도의 위치에 있다.

지 음(至陰)

새끼발가락의 발톱 밑 외측에서 2mm 정도의 위치에 있다.

두통 , 머리가 무거운 것을 치료하는 체조

목근육의 긴장과 신경이 곤두선 것을 제거하고, 머리를 긴장에서 해소시키고 편히 쉬게 하는 체조이다.

① 긴장을 풀고 편히 쉬는 자세를 취해서 처음에는 천천히 작게 머리를 돌리다 점점 크게 돌리도록 한다. 강하고 빠르게 머리를 돌리지 말고 힘을 빼며, 고개를 전후좌우로 자연스럽게 쓰러뜨리는 기분으로 돌리는 것이 요령이다. 오른쪽으로 돌리고 왼쪽으로 돌리며, 각각 2회씩 행한다.

② 고개에 힘을 빼고 머리를 뒤로 젖히며 다음에 머리의 무게를 이용하여 자연스럽게 고개가 앞으로 숙여지도록 하여 10초 정도 그대로 조용히 쉰다.

두통을 치료하는 한방 처방

오령산 (五苓散)

택사(澤瀉), 흰 삽주뿌리, 복령(茯苓), 저령(猪苓 각 3g.

체력이 보통인 사람에게 적합하고 상습성 두통과 편두통에 효과가 있다.

> **힘을 빼고 긴장을 풀고 쉬어 전후좌우로 자연스럽게 숙이는 느낌으로 머리를 가볍게 돌린다.**

• 두통과 머리가 무거운 것을 치료하는 지압과 체조

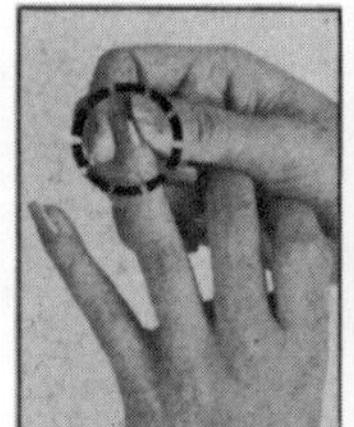

지압하는 방법
（關衝）
엄지손가락과 집게
손가락으로 집듯이
지압한다.

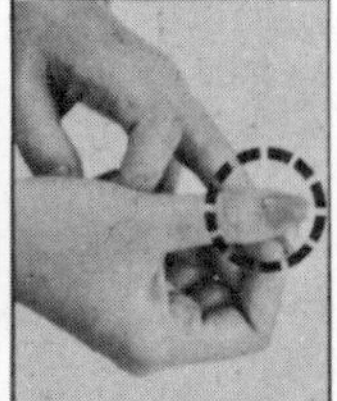

지압하는 방법
（中衝）
엄지손가락과 집게
손가락으로 집듯이
누른다.

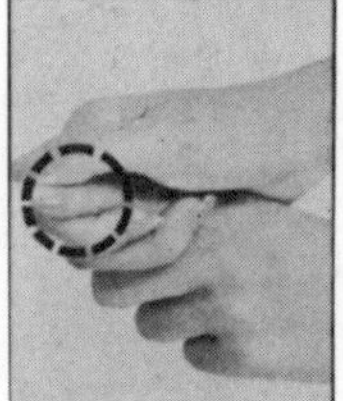

지압하는 방법
（商陽）
엄지손가락과 집게손
가락, 가운데손가락으
로 집듯이 하여 지압.

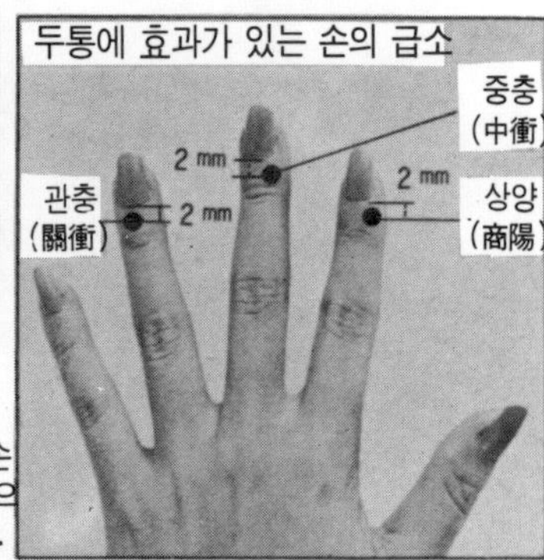

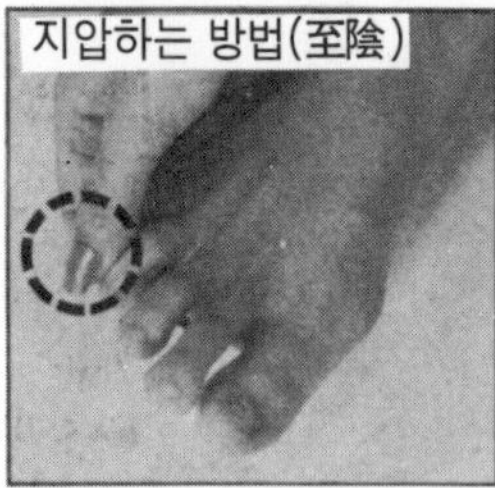

손가락의 지문 부위로 누른다.

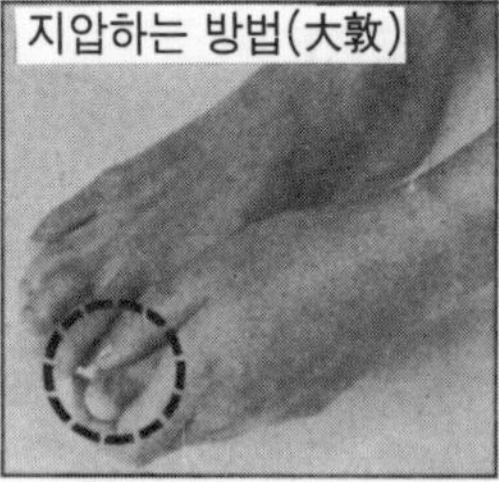

손가락으로 쥐듯이 하여
엄지발가락을 떠받치고 엄지
손가락 지문 부위로 지압한
다.

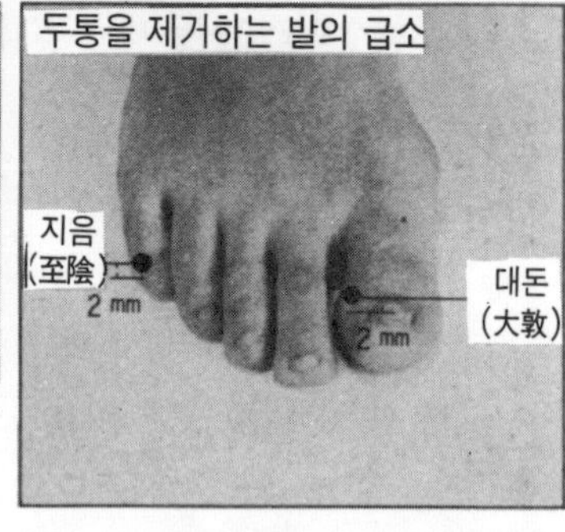

머리를 쉽게 하는 체조

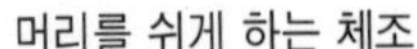

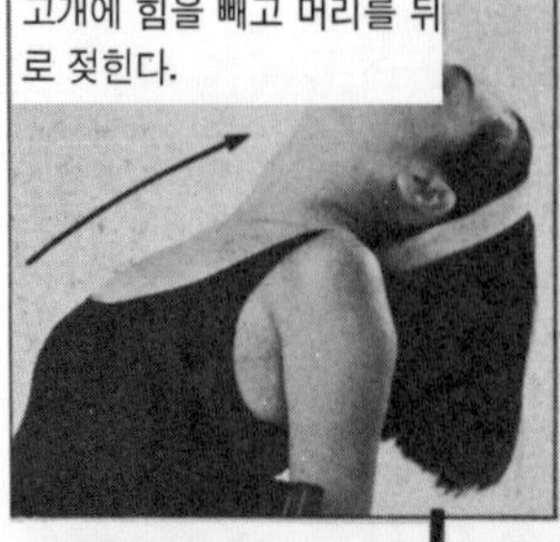

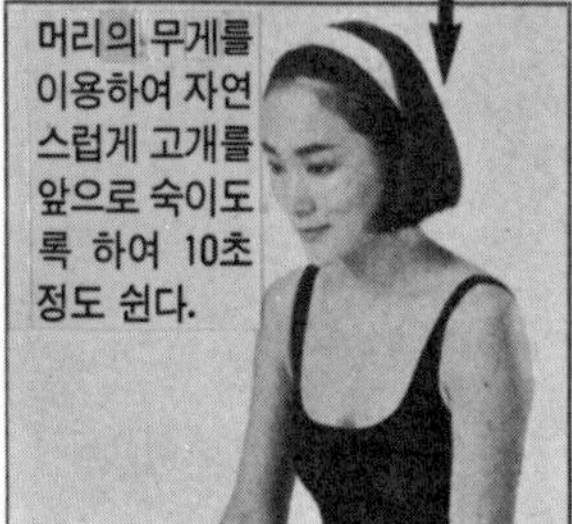

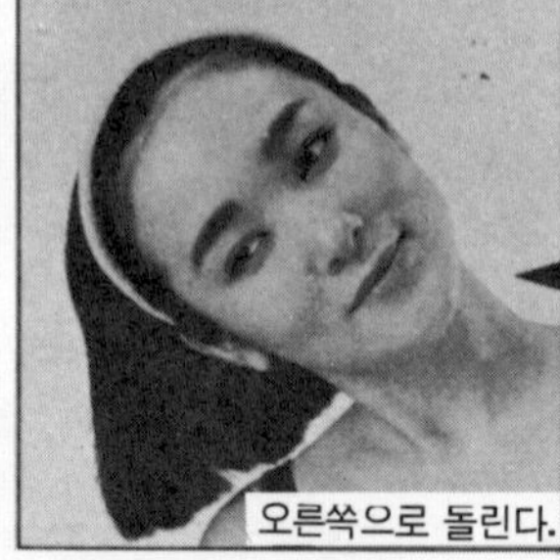

처음에는 천천히 작게 머리
를 돌리다가 점점 크게 돌리도
록 한다. 오른쪽으로 돌리고
왼쪽으로 돌려 각각 2회씩
행한다.

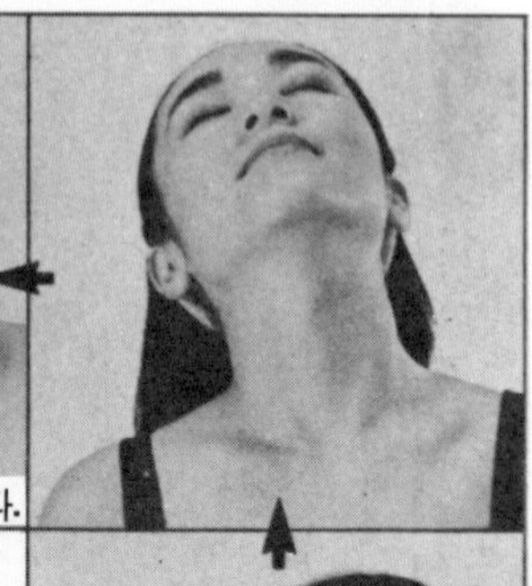

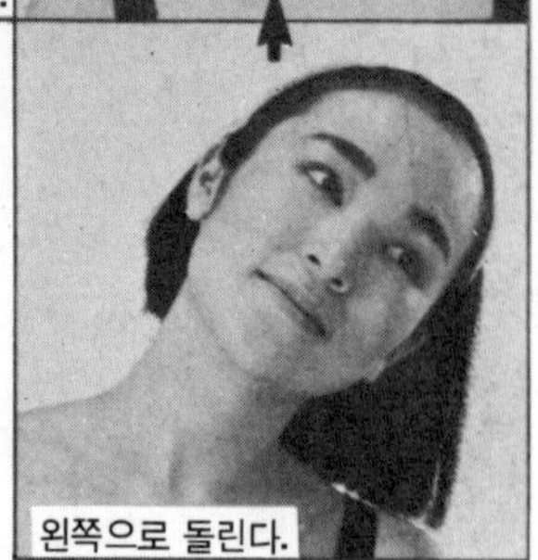

④ 스트레스 · 불쾌증상의 치료법

의욕이 없고
끈기가 없다

지압으로 치료한다

끈기가 없을 때, 의욕이 일어나지 않을 때는 발에 있는 급소를 자극하도록 한다. 특효 급소는 다음과 같다.

용 천(湧泉)

엄지발가락과 둘째발가락 사이에서 발의 중심으로 5~6cm 떨어진 곳에 발가락을 구부렸을 때 가장 움푹 패이는 곳이다. 생명 에너지가 샘과 같이 솟는다 라는 것에서부터 이름 붙여진 급소로,여기를 엄지손가락으로 강하게 지압하면 순환기의 활동이 높아지고 정신상태가 점차 안정된다.

용천에 자극을 가할 때는 엄지손가락을 강하게 눌러 자극하든가, 또는 주먹으로 발바닥 전체를 두드려도 좋다. 가볍고 리드미컬하게 100회 정도 두드리면 빨갛게 되어 점점 기분이 좋아지고, 또한 부드럽게되어 가는 것을 알 것이다.

수 천(水泉)

안쪽 복숭아뼈의 급소. 안쪽 복숭아뼈의 밑과 아킬레스건 사이에 있다. 이 급소를 엄지손가락으로 천천히 기분 좋고, 강하게 7회 정도 지압한다.

체조로 치료한다

의욕이 없고 전신이 나른한 증세는 나쁜 자세에서 오는 근육의 피로에 원인이 있다 라고 볼 수도 있다. 여기에서 자세를 바르게 하는 체조를 하는 것이 의욕이 없는 것을 해결하는 포인트가 된다.

자세를 바르게 하는 체조에는 다음과 같은 것이 있다.

① 엎드려서 양발을 뻗은 채로 크게 상방(上方)으로 전신을 활처럼 휜다. 이때 양손도 좌우로 뻗는다. 이것을 10회씩, 중간에 휴식을 넣어 2~8 세트 계속한다.

② 위로 똑바로 누워서 목에 힘을 빼고 양손에 5~15kg의 아령을 든다. 팔꿈치를 뻗은 채로 바닥 위에서 가슴 위까지 반원을 그리듯이 하여 아령을 들어올린다. 10회씩 2~3 세트를 계속한다.

③ 똑바로 누워서 양손에 1~5kg의 아령을 든다. 팔꿈치를 뻗은 채로 좌우로 벌리는 위치에서 가슴의 상방까지 든다. 10회씩 2~3세트 반복한다.

④ 발뒷꿈치를 올린 채로 깊게 굴신운동(屈伸運動)을 한다. 등의 근육을 뻗고 천천히 쪼그리고 앉았다가 일어서는 것을 되풀이한다. 30~50회씩 1~3세트 행하라.

이상의 체조를 조를 짜서 주 3회정도 행하면 좋을 것이다. 단, 절대로 무리는 하지 않도록 한다.

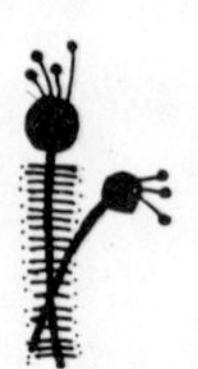

> **발바닥의 거의 중앙을 엄지 손가락으로 누르거나 주먹으로 두드린다. 자세를 바르게 하는 체조도 좋다.**

•의욕을 갖게 하는 지압과 체조•

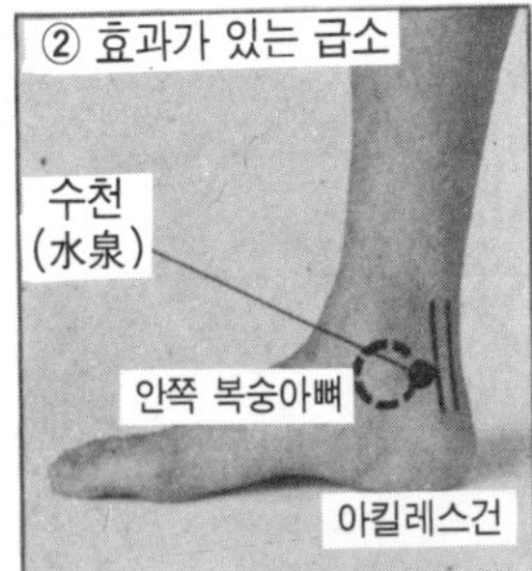

용천(湧泉)
엄지발가락과 둘째발가락의 사이에서 중심으로 향해 5～6cm 발가락을 구부리면 움푹 패이는 곳.

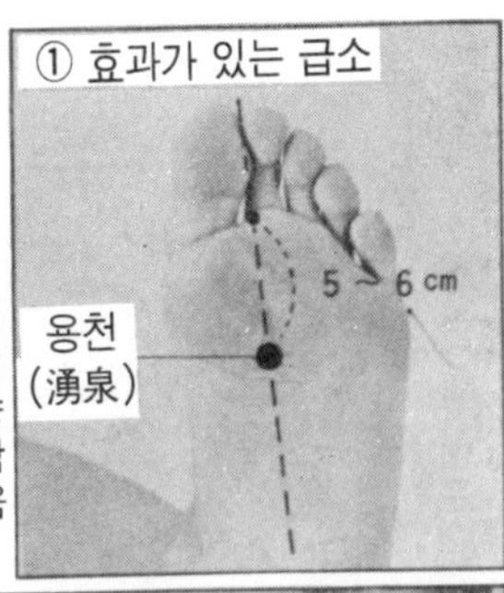

수천(水泉)
안쪽 복숭아뼈와 아킬레스건 사이.

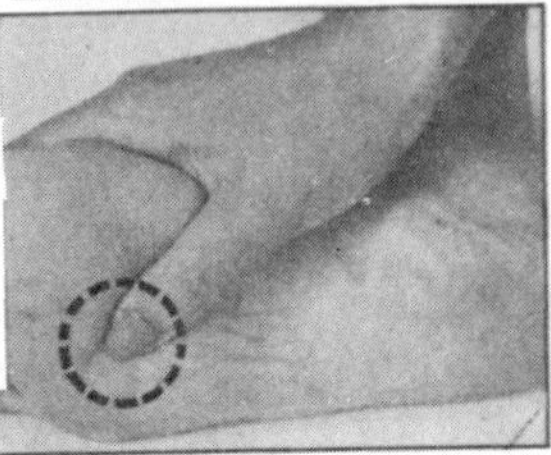

지압하는 법
엄지손가락과 나머지 4개의 손가락으로 발을 집 듯이 하여 엄지손가락의 지문 부분으로 눌러준다.

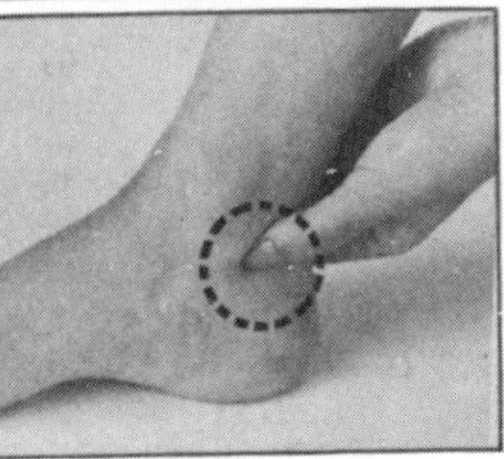

지압하는 방법
엄지손가락의 지문 부분으로 천천히 기분이 좋을정도로 강하게 누른다.

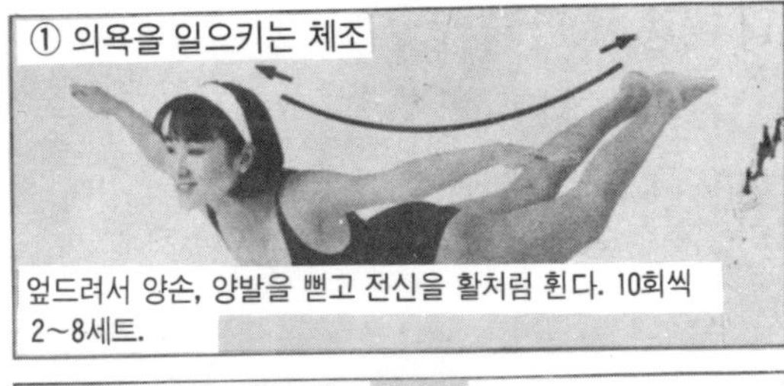

엎드려서 양손, 양발을 뻗고 전신을 활처럼 휜다. 10회씩 2～8세트.

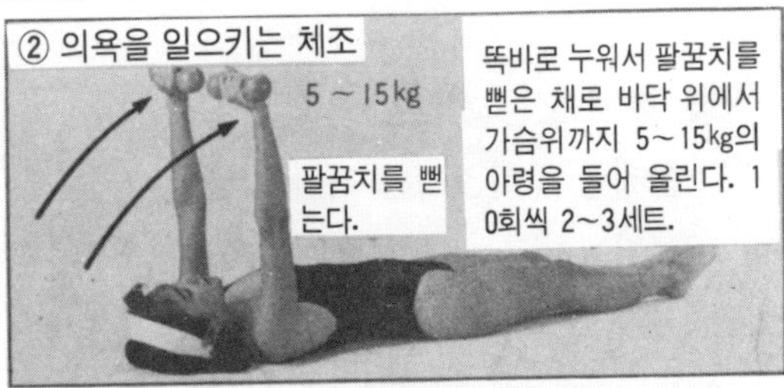

똑바로 누워서 팔꿈치를 뻗은 채로 바닥 위에서 가슴위까지 5～15kg의 아령을 들어 올린다. 10회씩 2～3세트.

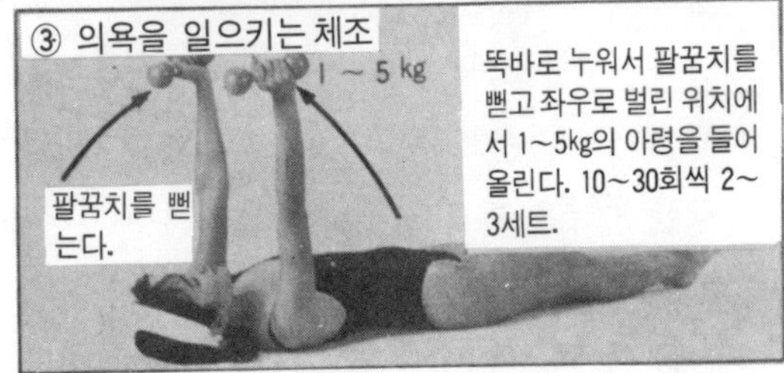

똑바로 누워서 팔꿈치를 뻗고 좌우로 벌린 위치에서 1～5kg의 아령을 들어 올린다. 10～30회씩 2～3세트.

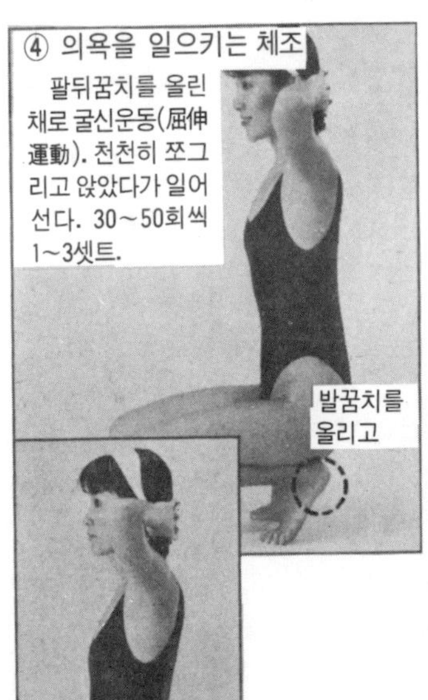

④ 의욕을 일으키는 체조
팔뒤꿈치를 올린 채로 굴신운동(屈伸運動). 천천히 쪼그리고 앉았다가 일어선다. 30～50회씩 1～3셋트.

⑤ 스트레스 · 불쾌증상의 치료법

동계(動悸)가 있다

익숙하지 않은 좌석에서 발언을 하거나 또는 위험을 느껴 섬찟할 때 누구나 동계가 심하게 된다. 이미 기술한 대로 이것은 정신이 극도로 긴장하여 동계라는 형태로 몸에 나타나는 것이므로 걱정할 필요는 없다. 그러나 그렇다고 해서 원인이 짐작이 가지 않는데 두근두근 하거나, 계단을 오르내릴 때 동계가 심해지는 것을 느끼기 시작했다면 요주의(要注意)해야 할 것이다.

개중에는 심근경색(心筋梗塞) 등의 심장질환에 의한 것도 있으므로 동계를 느끼면 곧 전문의의 진단을 받을 필요가 있다. 심전도(心電圖) 등으로 이상이 발견되지 않거나 하는 경우는 거의 심인성(心因性)에서 기인하는 것으로 결국 심신증(心身症)과 자율신경 실조증(自律神經失調症)에서 오는 것으로 봐도 좋겠다.

동계를 가라앉히는 지압 방법

여기에서 소개하는 급소는 어느 경우에든 자극받기 쉬운 곳에 있으므로 평소부터 시간을 들여 지압하는 것이 좋다. 동계를 가라앉히기 위해서 행하는 것이므로 너무 많이 할 경우, 오히려 역효과(逆效果)가 날 수 있다. 옛날부터 전해진 대나무 밟기나 발바닥에 지압기 등 소도구를 사용해서 손쉽게 편히 지압하는 것도 좋을 것이다. 어떤 것으로 하여도 강한 자극은 피하고 끝까지 부드러운 자극을 줄 수 있도록 염두에 두도록 한다.

단 중(膻中)

가슴뼈 중앙으로, 좌우의 유두를 연결한 선 한가운데에 있다.

가슴을 양손으로 안듯이 하여 중지로 급소를 누르고 집게손가락과 약지로는 가볍게 거드는 정도로 한다.

발의 심포구(心包區)

발바닥의 중심 부분에 있다.

발을 양손으로 감싸듯이 해서 가운데손가락으로 누른다.

동계를 가라앉히는 앞으로 구부리는 체조

이 체조는 구두끈을 맬 때와 물건을 주울 때 등에 의식적으로 하면 효과적이다. 앞으로 구부리게 되면 심장은 몸의 각부분보다도 높은 위치가 되므로 힘들이지 않고 혈액을 몸 구석구석까지 보낼 수 있다.

일어서는 자세를 행할 때는 가볍게 무릎을 굽히고, 자세를 앞으로 굽어지게 하여 얼굴이 충혈되거나 해서 조용히 일어나도록 하라.

① 의자에 앉아 발에 손이 닿도록 몸을 천천히 굽혀간다.

② 다음에 목에 힘을 빼고 머리를 밑으로 숙인다.

③ 천천히 상체를 일으키고 머리는 제일 뒤에 일으키도록 한다.

④ 머리를 뒤로 젖힌다.

①~④의 동작을 4회 되풀이 한 다음, 어깨의 힘을 빼고 눈을 감고 충분히 쉰다.

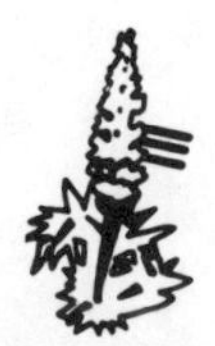

가슴 한가운데와 발의 중심을 지압한다. 몸을 앞으로 굽히는 체조도 효과가 있다.

• 동계를 가라앉히는 지압과 체조 •

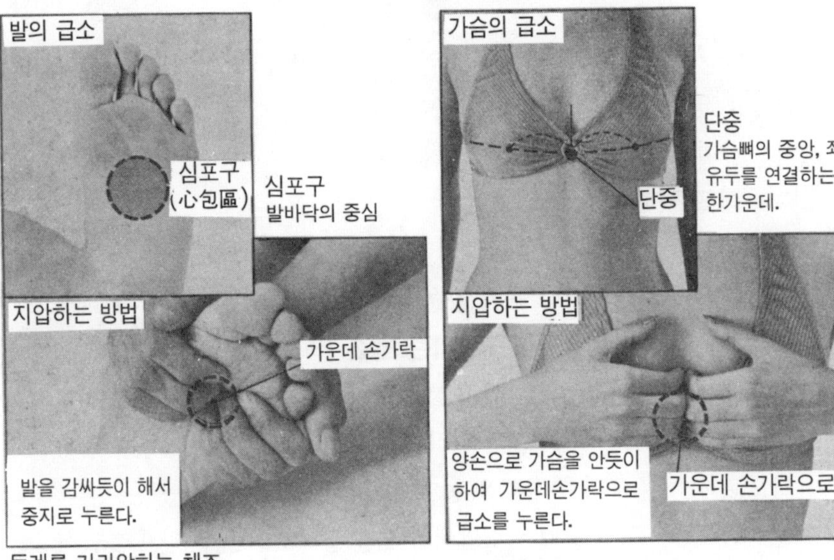

동계를 가라앉히는 체조

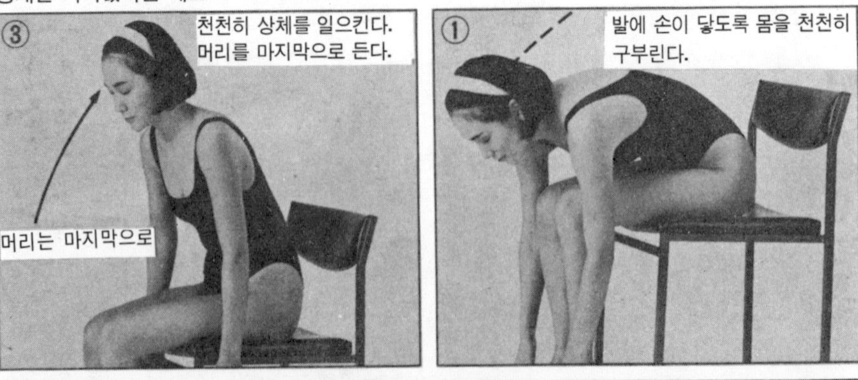

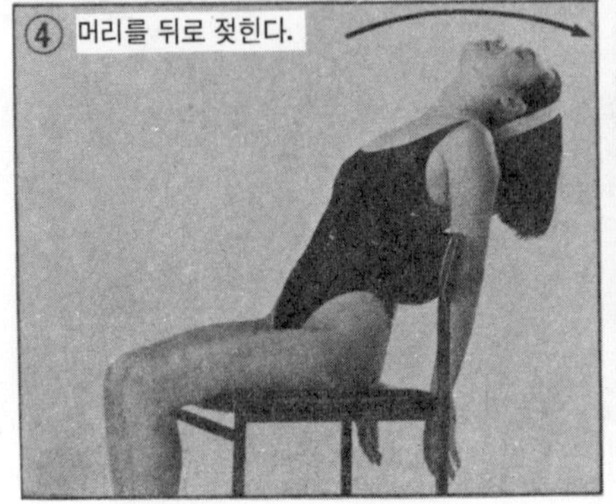

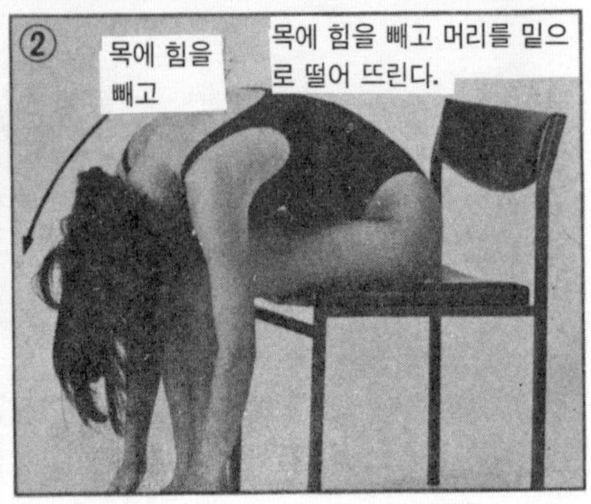

⑥ 스트레스·불쾌증상의 치료법

어깨가 뻐근하다

장시간 정신적 긴장 상태가 계속되면 몸의 어디엔가 부조화현상이 나타난다. 하루 일과를 끝냈을 때 많은 사람들이 먼저 어깨에 손을 대는 것만 보아도 어깨가 뻐근한 것이 스트레스의 대표적인 증상이라는 것을 알 수 있다.

피로에서 오는 어깨 결림은 어깨 근육과 인대(靭帶)에 혈액순환이 제대로 되지 않을 때 일어난다. 따라서 이 울혈을 제거하고 혈액의 흐름을 좋게 하면 어깨결림은 자연히 해소된다. 어깨결림에는 특히 지압이 유효하지만, 효율을 좋게 하기 위해서는 정확하고 확실한 급소를 찾는 것이 포인트이다.

어깨 결림을 치료하는 급소

대 추(大椎)

머리를 앞으로 숙이면 목밑의 주위뼈가 융기한다. 이 뼈 밑의 패인 곳이 대추(大椎)이고, 급소를 찾을 때 기준점(基準点)이 된다.

견 정(肩井)

목밑에서 어깨끝까지의 거의 한가운데로,견갑골(肩甲骨)의 안쪽(등골쪽)의 선에서 가장 위로 올라간 어깨의 근육과 교차하는 곳이다. 반대쪽의 손을 어깨에 가볍게 올렸을 때 중지가 닿는 곳이 이 급소이다. 검지손가락 끝으로 눌러보면 가슴과 목에 통증이 퍼지는 것을 알 수 있다.

견중유(肩中兪)

대추(大椎)에서 손가락 폭 3개 정도 외측(外側)으로, 대추(大椎)와 견정(肩井)의 한가운데에 있다. 어깨가 결리고 눈이 게슴츠레한 것같은 때에 효과가 있다.

부 분(附分)

등뼈에서 손가락 4개 정도 외측으로 견갑골(肩甲骨)의 위에 있다. 고황(膏肓)과 의희(譩譆)와 함께 등에서 어깨가 당길 때 냉, 부인과(婦人科) 병에서 오는 어깨결림 등에도 효과적이다.

고 황(膏肓)

견갑골(肩甲骨)의 내측 선상에서 부분과 의희의 한가운데에 있다. 등에서 손가락 4개정도 외측이다.

의희(譩譆)

고황의 밑, 견갑골의 밑 각에 있다. 등에서 손가락 4개정도 외측에 있다.

지압하기 전에 10~20분 정도 온습포(溫濕布)를 하면 더욱 효과가 있다.

어깨 결림을 제거하는 체조

① 머리를 크게 뒤로 젖히고 양어깨를 움츠리고는 곧 힘을 뺀다. 이것을 10~20회 되풀이하고 그뒤 충분히 쉰다.

② 등의 근육을 뻗고 앉아 양팔꿈치를 곧바로 뻗친 상태에서 팔을 빙빙 돌린다. 안으로 돌리고 밖으로 돌리는데, 이것을 각각 10~20회 되풀이하고 그뒤 충분히 쉰다.

③ 양팔을 뻗은 채로 머리 위에서 교차시킨 다음 알통을 만드는 요령으로 손을 쥐고 양팔꿈치를 굽힌다. 이 동작을 10~15회 되풀이 한다.

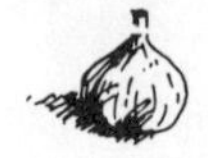

> **어깨의 울혈을 제거하고 혈액순환을 개선한다. 어깨에서 등에 걸쳐 지압과 체조**

• 어깨결림을 치료하는 지압과 체조 •

지압하는 방법

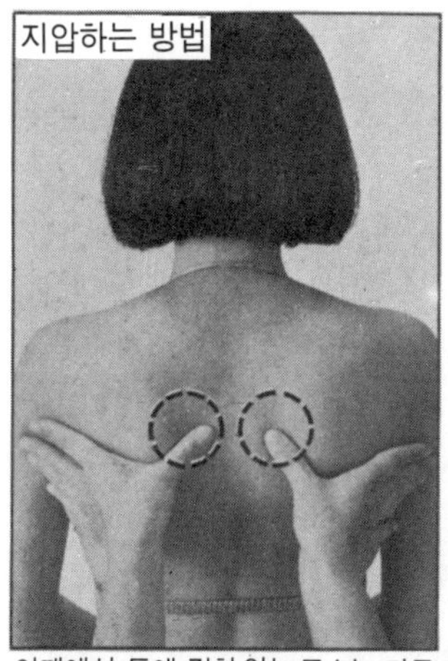

어깨에서 등에 걸쳐 있는 급소는 다른 사람이 좌우 동시에 엄지손가락으로 눌러준다.

어깨의 급소

대추
머리를 앞으로 숙였을 때 튀어나오는 뼈의 밑에 움푹 패인곳.

부분(附分)
등뼈의 안쪽뼈 정점(頂點)

의희
고황의 맨밑에 등뼈의 밑.

---

③ 어깨 결림을 치료하는 체조

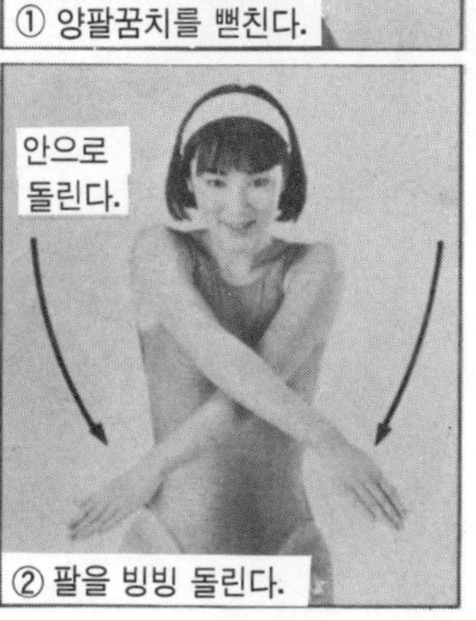

① 양팔을 교차하여정상에서 교차시켜 주먹을 쥔다.

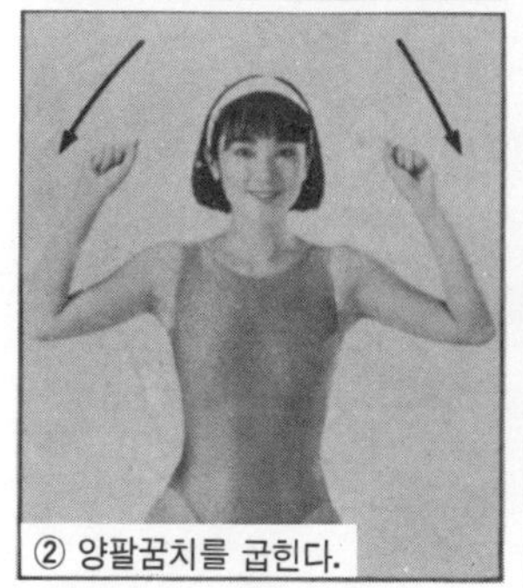

② 양팔꿈치를 굽힌다.

② 어깨 결림을 치료하는 체조

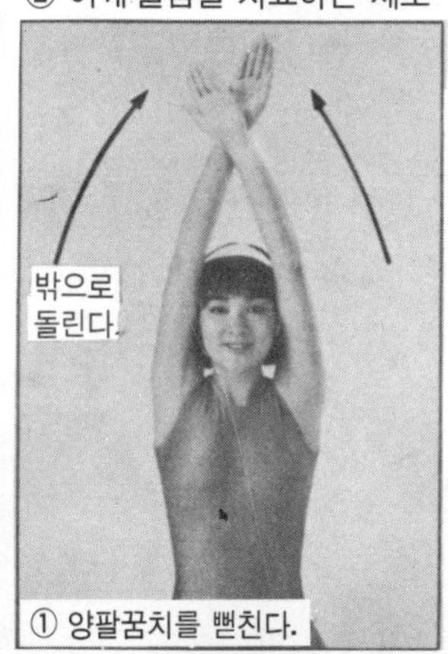

① 양팔꿈치를 뻗친다.

② 팔을 빙빙 돌린다.

① 어깨 결림을 치료하는 체조

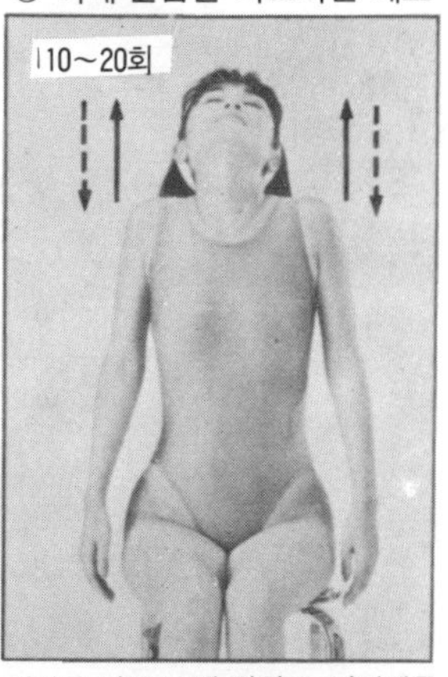

머리를 뒤로 크게 젖히고, 양어깨를 움츠리고는 곧 힘을 뺀다.

⑦ 스트레스·불쾌증상의 치료법

허리가 아프다

같은 자세로 장시간 일한 뒤, 크게 기지개를 켜거나 허리를 통통 때리거나 하는 경험은 많은 사람들이 해 봤을 것이다. 이 하나를 보더라도 알 수 있는 것처럼 허리는 피로가 가장 쌓이기 쉬운 곳이다.

요통은 심한 운동으로 허리에 부담이 간 때에 나타나지만 대부분은 반대로 운동부족이 원인이 되어 일어난다. 앉아서 근무하는 일에 계속 종사하고, 통근은 차나 전차에 어깨를 기댄 채로 라는 상태를 계속해서 되풀이하면 허리의 근육은 약해질 뿐이다. 요통은 스트레스에 근육의 약함이 겹쳐진 결과로 일어나는 것이다. 가끔 골프, 테니스, 죠깅 등 일시적인 운동만으로는 요통을 치료할 수 없다.

요통에 효과가 있는 지압법

요통을 치료하는 다음의 급소 중에 양릉천(陽陵泉)은 엄지손가락을 사용해서 스스로 지압할 수 있으나, 허리의 양관(陽關), 요안(腰眼), 음곡(陰谷)은 다른 사람이 지압해 주는 쪽이 하기쉽다.

양릉천(陽陵泉)

무릎의 안쪽 가까이 뼈가 튀어나온(비골소두 : 腓骨小頭)의 바로 밑에 있다.

음 곡(陰谷)

무릎을 세워 안쪽으로 손가락을 넣으면 근육에 마주친다. 이 근육과 무릎 안쪽의 주름이 교차하는 곳이 급소이다.

허리의 양관(陽關)

등뼈의 제일 위에 있다. 허리의 양쪽에 있는 뼈가 튀어 나온(장골릉 : 腸骨稜) 것을 연결한 선과 등뼈가 교차하는 곳에 있다.

요 안(腰眼)

장골(腸骨)이 튀어나온 밑에 생긴 움푹 팬 곳에 있다. 허리의 양관 (陽關)에서 손가락 2개 정도 밑의 등뼈에서 손가락 폭 3개 정도 외측부 위에서 찾아보면 있다.

요통을 치료하는 체조

허리의 근육이 약한 사람은 스트레스성 요통을 초래하기 쉽다. 상반신 을 지탱하고 서서 허리의 근육에 부담을 제거하는 것이 가능하다면 요통 의 걱정은 없어지게 된다. 등에서 허리에 걸친 근육의 피로를 풀기 위하 여 다음과 같은 체조를 시험삼아 해보자.

① 눈을 감고 등의 근육을 뻗친 채로 편히 앉아서 5분간 조용히 쉰 다.

② 배를 살짝 당겨 잠시 그 자세를 계속 취하다가 힘을 쑥 뺀다. 이것 을 10분간 되풀이한다.

③ 이번에는 반대로 등을 굽혀 그 자세를 유지한 채 등뼈의 양옆 근육 에 긴장을 느낀다면 힘을 뺀다. 이 동작을 역시 10분 정도 되풀이한다.

허리는 손발과 비교해서 힘을 빼는 것이 어려운 부분이지만, 편안한 기분으로 연습을 계속해 간다면 긴장을 풀고 휴식을 취하는 방법이 자연 스럽게 습득되고 허리의 뻐근함과 통증 또한 틀림 없이 경감될 것이다.

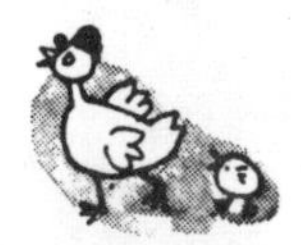

> **배를 당기는 자세를 계속 취하다가 갑자기 힘을 빼고 등을 구부린 뒤 힘을 뺀다.**

• 요통을 치료하는 지압과 체조 •

요통에 효과 있는 무릎의 급소

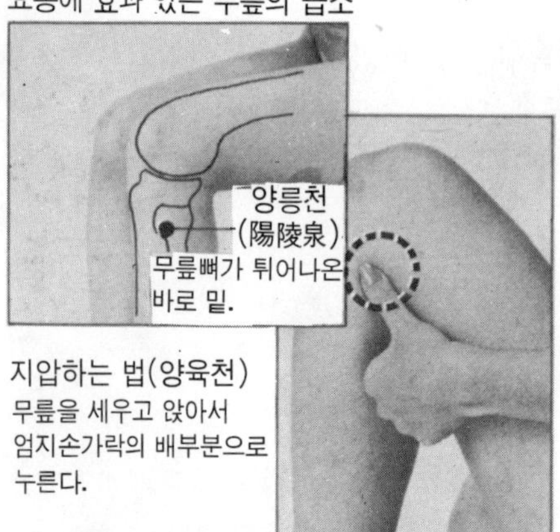

지압하는 법(양육천)
무릎을 세우고 앉아서
엄지손가락의 배부분으로
누른다.

요통에 효과가 있는 급소

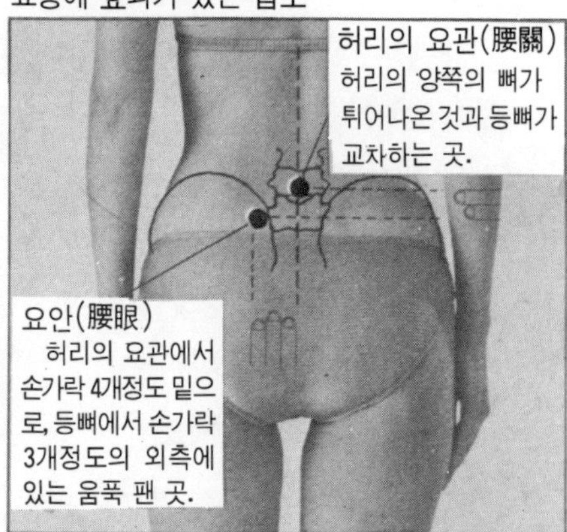

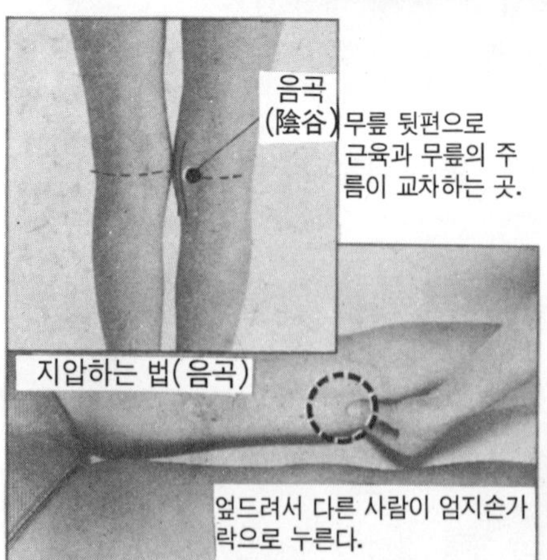

지압하는 법(음곡)
엎드려서 다른 사람이 엄지손가
락으로 누른다.

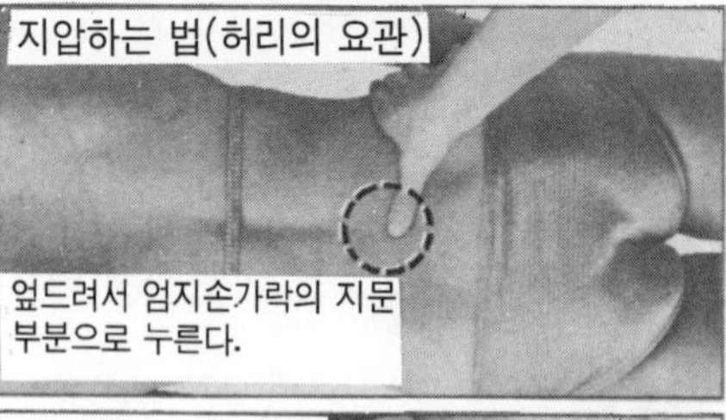

엎드려서 엄지손가락의 지문
부분으로 누른다.

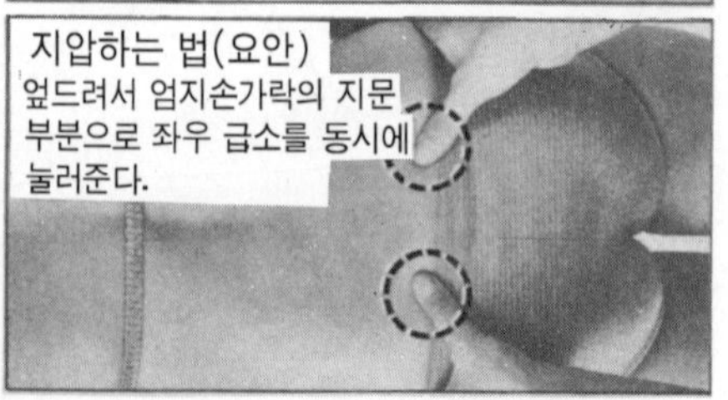

요통을 치료하는 체조

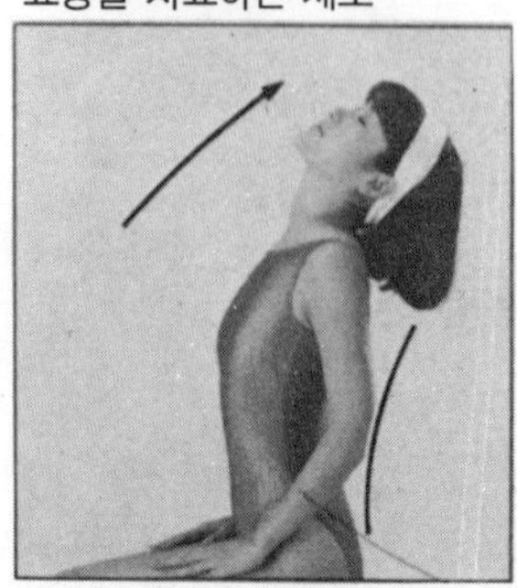

③ 등을 젖히고 등뼈의 양끝의 근
육에 긴장을 느끼면 힘을 뺀다.

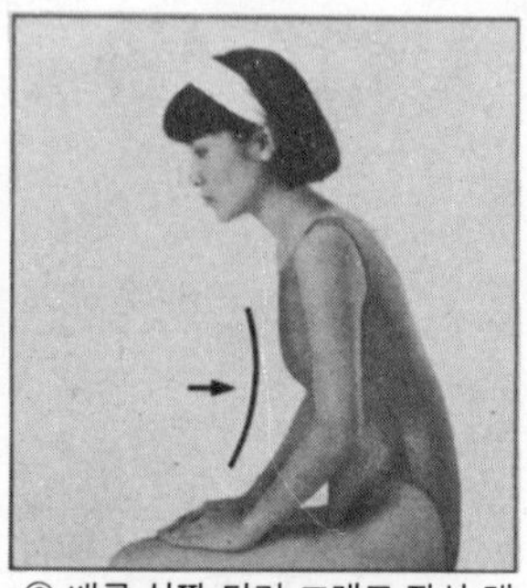

② 배를 살짝 당겨 그대로 잠시 계
속 있다가 힘을 뺀다.

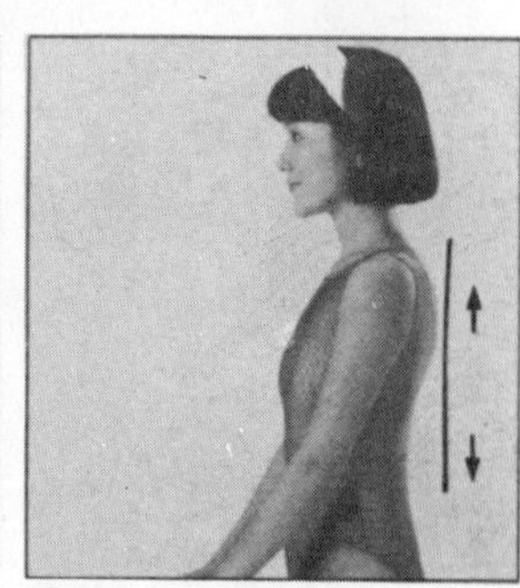

① 등의 근육을 펴고 5분간 조용히
쉰다.

8) 스트레스·불쾌증상의 치료법

전신이 나른하다

발열과 내장질환(內臟疾患)에 의한 전신의 나른함을 제거하면 많은 사람이 나른하다 라고 느끼는 것은 하루종일 사용하는 손발에 집중한다. 일과 학습의 능률이 오르지 않아 안절부절 못하거나 잠들 수 없게 되면 스트레스가 또다른 스트레스를 부르는 것은 아닐까. 이렇게 되지 않도록 하기 위하여 피로를 그 장소에서 풀 수 있는 방법을 외워두자.

나른함을 해소하는 지압 방법

손의 삼리(三里)

무릎의 끝과 엄지손가락 밑의 뼈가 툭 튀어나온 것을 연결한 선상에서 팔꿈치의 1/5의 지점에 있다.

내 관(內關)

손바닥 쪽의 손목 끝에서 3cm 정도 팔꿈치 쪽으로 있다.

심포구(心包區)

손바닥의 중심 부분에 있다.

신 문(神門)

손바닥 쪽의 손목에 있다. 손목 관절에 생긴 옆주름에 있는 콩알같은 뼈 바로 위에 해당한다. 건드려 보면 맥(脈)을 느낄 수 있다.

중 충(中衝)

가운데손가락의 손톱이 시작되는 쪽으로, 집게손가락 쪽에 있다.

소 충(少衝)

새끼손가락의 손톱이 생기기 시작하는 쪽으로, 약지손가락 쪽에 있다.

소 택(少澤)

새끼손가락의 손톱이 생기기 시작하는 외측(外側)에 있다. 새끼손가락을 집듯이 하면 소충과 동시에 지압할 수 있다.

발의 삼리(三里)

무릎 밑에 튀어나온 바로 그 아래부터 외측(3cm정도 손가락을 움직인 곳)까지로 누르면 발끝까지 통증이 퍼지는 곳이 이 급소의 위치이다.

신 궐(神闕)

배꼽 부분에 있는 급소로, 자율신경실조증(自律神經失調症) 등에 대단히 효과가 있다. 이 급소에는 마사지를 하든가 회로로 따뜻하게 하여준다.

마사지는 왼손 위에 오른손을 얹고, 배꼽을 중심으로 원을 그리듯이 손을 움직인다.

회로는 직접 배꼽 위에 얹는 것 뿐만 아니라 너무 뜨겁게 느껴지면 사이에 타올 등을 놓아준다.

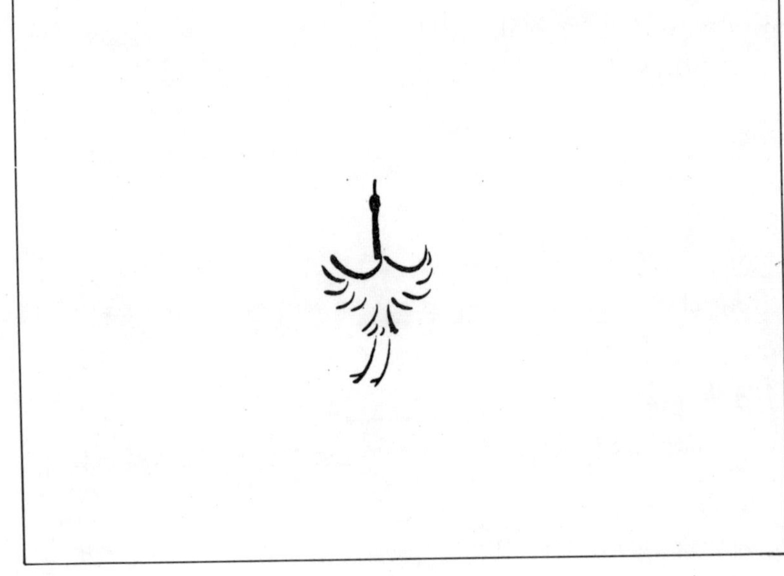

나른함을 제거하는 체조

① 의자에 앉아 발을 올려 발목을 돌리거나, 뻗거나 하는 것을 되풀이한다. 서서히 속도를 올리면서 계속한다. 양발을 함께 하거나 서로 번갈아 해도 관계없다.

② ①을 2~3분 계속한 뒤에 뻗었던 발을 물장구 치듯이 상하로 흔든다. 이것을 1~2분 계속하고, 전신에 힘을 주었다가 갑자기 힘을 빼고는 잠시 쉰다.

③ 손목에 힘을 빼고 손끝까지 흔들흔들 돌린다.

④ 팔꿈치의 힘을 빼고 손끝까지 동시에 돌린다.

⑤ 어깨의 힘을 빼고 팔 전체를 크게 흔든다.

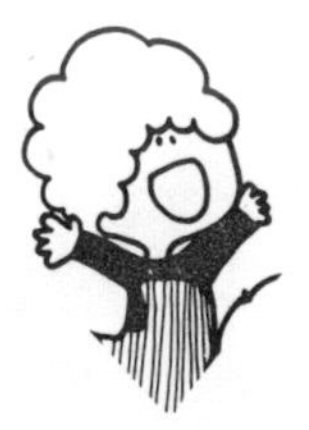

하루종일 움직인 손발을 중심으로 피로를 그 장소에서 제거하는 체조를. 손발의 지압도 효과적이다.

• 나른함을 쫓아버리는 지압과 체조 •

나른함을 제거하는 팔의 급소

팔꿈치 끝과 엄지손가락의 밑둥치 뼈의 툭 튀어나온 것을 연결시킨 선상에서 팔꿈치부터 1 / 5의 지점.

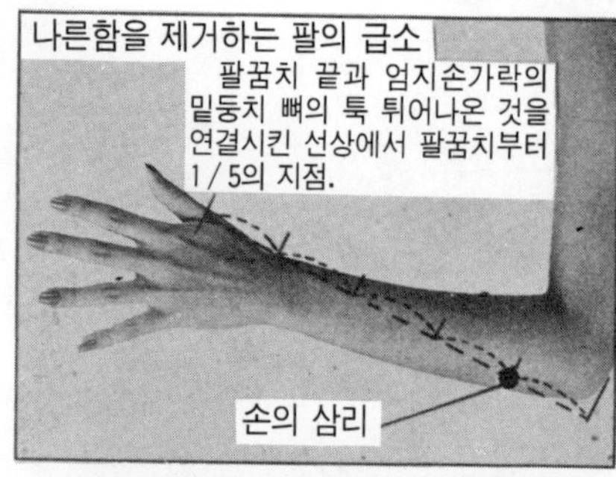

① 나른함을 제거하는 손의 급소

중충(中衝)
중지의 손톱이 나기 시작한 곳으로, 집게손가락 쪽에 있다.

소충(少衝)
새끼손가락의 손톱이 나기 시작한 부위로 약지쪽.

소택(少澤)
새끼손가락의 손톱이 나기 시작한 외측

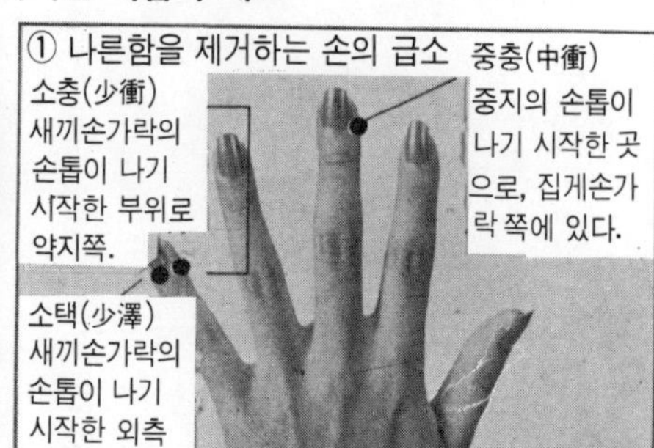

나른함을 제거하는 발의급소

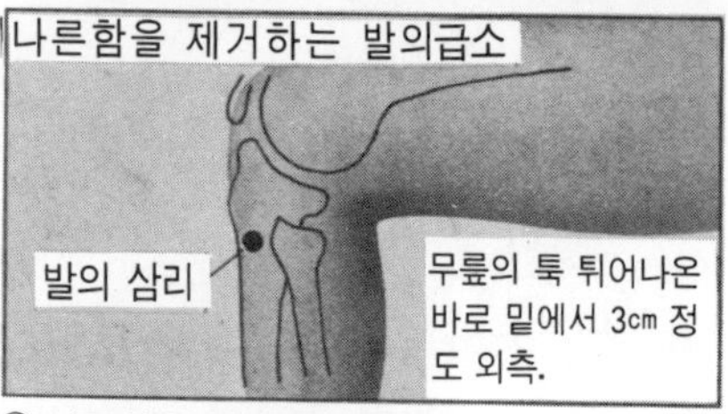

무릎의 툭 튀어나온 바로 밑에서 3cm 정도 외측.

②나른함을 제거하는 손의 급소

손목의 관절에 생긴 옆주름에 있는 콩알 같은 뼈 바로 위, 맥이 닿는곳.

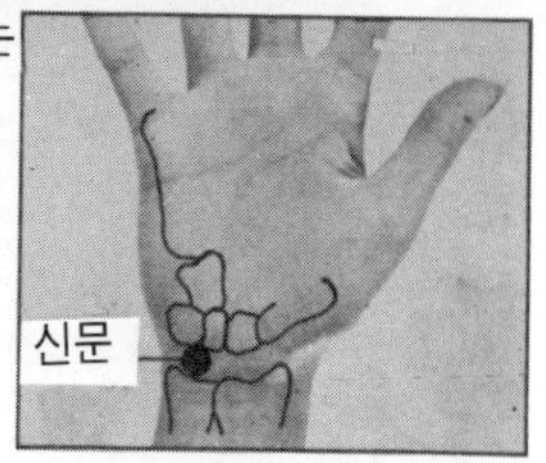

② 나른함을 제거하는 체조

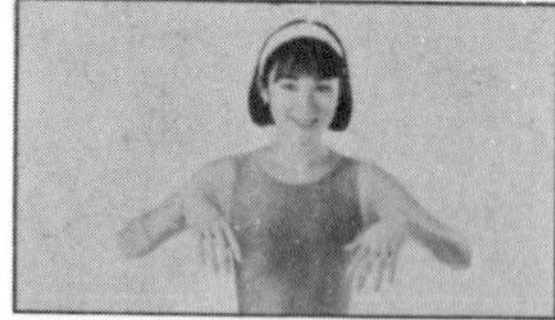

① 손목에 힘을 빼고, 손목부터
손끝을 흔들흔들 흔든다.

배꼽의 마사지
왼손 위에 오른손을 얹어서 원을 그리듯이 하여 마사지한다.

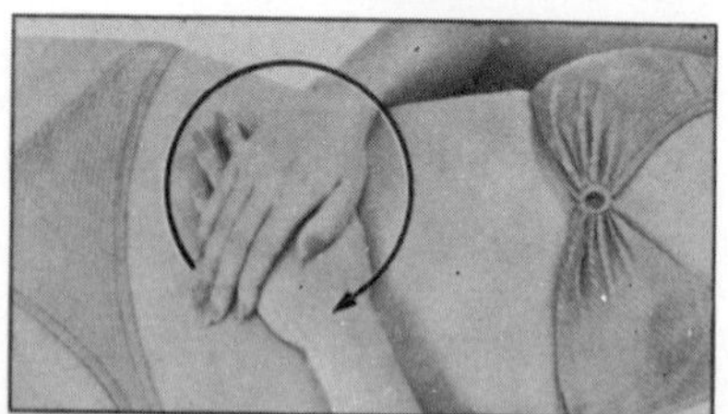

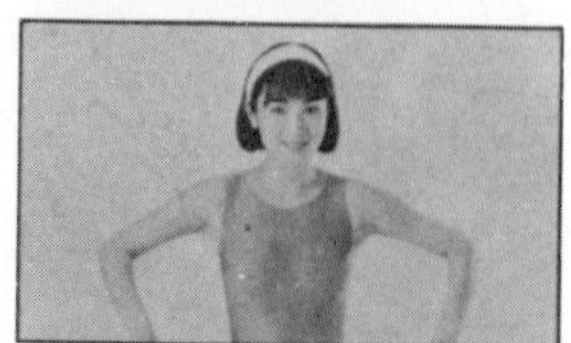

② 팔꿈치의 힘을 빼고 팔꿈치에서 끝을 흔들흔들 흔든다.

배꼽을 따뜻하게 한다
회로를 얹는다. 뜨겁다고 느낄 때 타올을 사이에 놓는다.

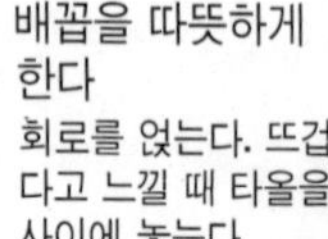

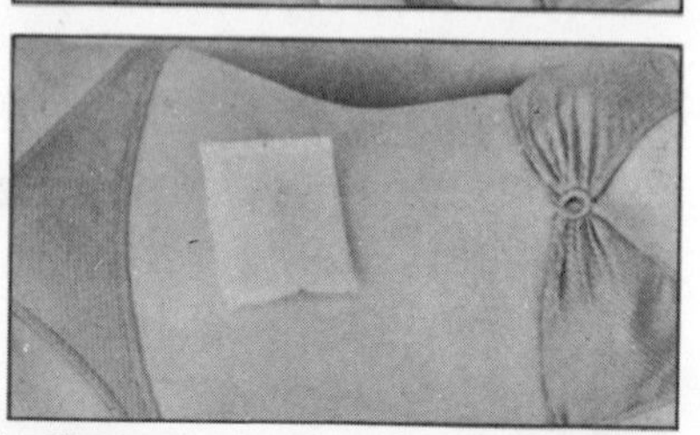

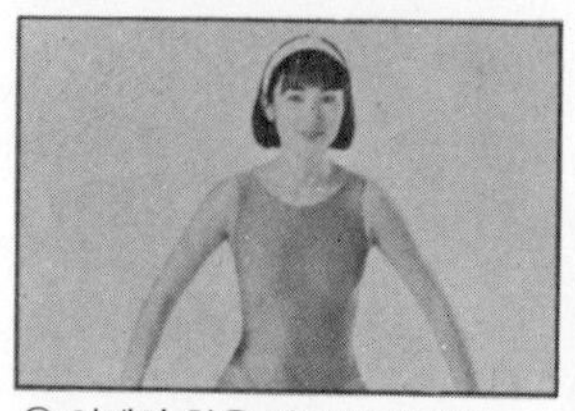

③ 어깨의 힘을 빼고 팔 전체를 크게 흔든다.

① 나른함을 제거하는 체조

② 뻗은 발을 물장구치듯이 위아래로 흔든다.

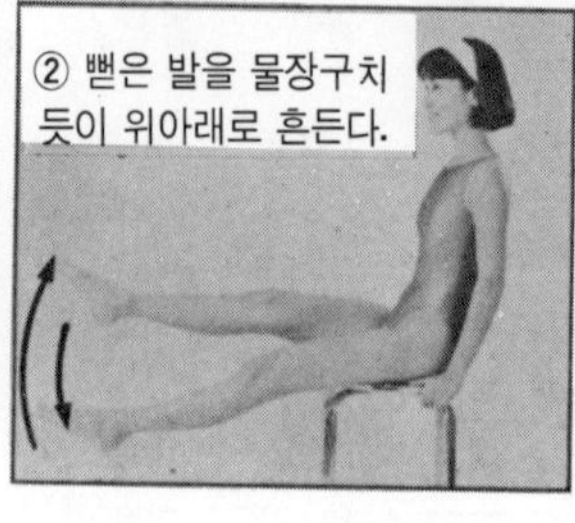

① 의자에 앉아서 발을 올리고 서서히 속도를 내면서 발목을 구부렸다 폈다 한다.

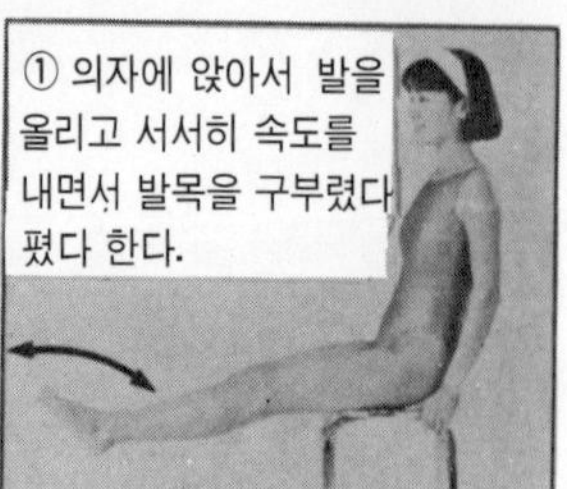

⑨ 스트레스·불쾌증상의 치료법

눈이 피로하다

눈이 피로할 때, 관자놀이를 누르거나 코뼈를 잡듯이하여 눈시울을 누르거나 하지 않는가. 실제로 눌러보면 누른 곳은 통증을 느끼지만 눈의 피로가 제거되어 편해지는 것을 알 수 있다.

무의식적으로 하고 있는 것이나 이러한 동작은 대단히 이치에 맞는 처지법(處置法)이다. 이러한 처치법의 이름은 알지 못해도 본능적으로 바른 급소의 위치에서 손이 움직이기 때문이다.

눈의 피로를 제거하는 지압의 급소는 눈 주위의 뼈 위에 움푹 팬 곳에 집중되어 있다.

눈의 피로를 제거하는 급소

사 백(四白)

손가락으로 눈 밑의 눈가를 더듬으면 딱딱한 뼈가 있는 것을 알 수 있다. 그 중앙에서 거의 1cm 정도 밑에 있는 뼈의 움푹 팬 곳이 이 급소로,누르면 눈에도 통증이 전달된다.

승 읍(承泣)

밑 눈꺼풀의 중앙으로 아래 눈가의 뼈와 눈 사이에 움푹 팬 곳으로 사백(四白)의 거의 맨위에 해당한다.

동자료(瞳子骨髎)

눈꼬리의 외측 눈가와 뼈와의 사이에 움푹 패인 곳이 이 급소이다.

청 명(晴明)

코뼈를 집듯이 한 양쪽에 있는 눈꼬리와 콧뼈의 중간 급소가 이 급소이다.

어 요(魚腰)

눈썹 안쪽에서 밖으로 손가락으로 덧그려가면 눈꺼풀의 위 뼈가 조금 높이된 곳이 있다. 여기가 어요의 급소로,눈썹의 끝에서 ⅓ 지점이 기준이다.

객주인(客主人)

소위 관자놀이. 눈꼬리 외측의 뼈 바로 밖의 움푹 팬 곳에 있다. 어느 급소든 손가락으로 가볍게 누르는 것이 기준이지만, 객주인은 머리핀을 사용하여 자극하면 보다 상쾌하게 된다.

눈의 피로를 제거하는 체조

안구를 움직이는 체조도 효과적이다. 눈의 피로만이 아니고 가성근시(假性近視),노안(老眼)의 예방 등에 효과가 있다.

① 먼저 긴장을 풀고 안정을 취할 수 있는 자세로 자연스럽게 눈을 감고 그대로 조용히 5분간 쉰다.

② 머리를 움직이지 말고 눈만을 움직여 한껏 왼쪽으로 본다. 안구의 좌측 근육에 긴장을 느낄 정도로 실컷 움직여 본다.

③ 일단 눈을 중앙으로 되돌린다.

④ 이번에는 반대쪽, 우측의 근육에도 마찬가지로 긴장을 준다. 그 요령으로 몇 번 왼쪽에서 오른쪽, 오른쪽에서 왼쪽으로 눈을 움직인다.

⑤ 제일 나중에 한번 더 5분간 조용히 눈을 쉬게 한다.

이상의 운동은 눈을 감은 채로 행하여도 좋다.

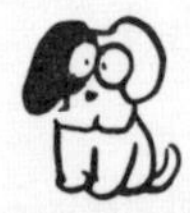

눈 주위의 급소를 지압한다. 안구를 가능한한 좌우로 움직인다. '눈의 체조'도 효과적이다.

•눈의 피로를 제거하는 지압과 체조•

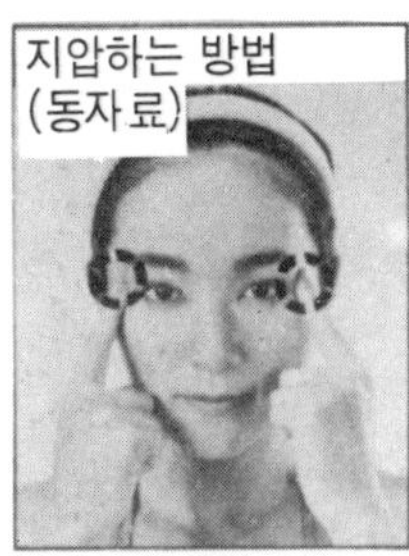
지압하는 방법
(동자료)

집게손가락으로 좌우
동시에

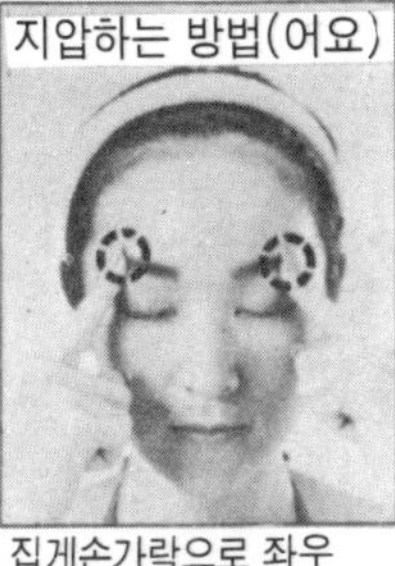
지압하는 방법(어요)

집게손가락으로 좌우
급소를 동시에

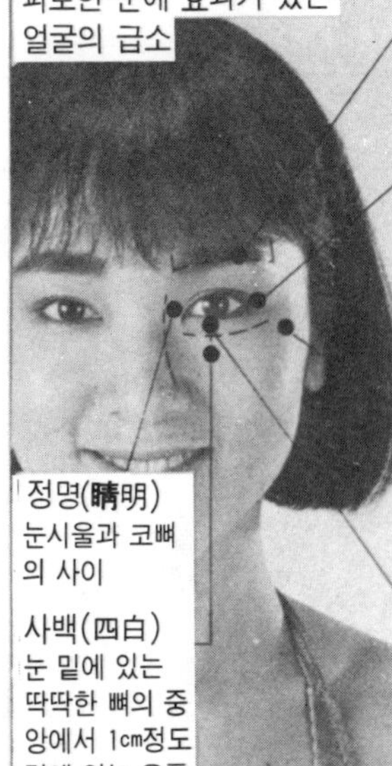
피로한 눈에 효과가 있는
얼굴의 급소

어요(魚腰)
눈썹끝에서
1 / 3의 지점.

동자료
(瞳者骨髎)
눈꼬리의 바깥
쪽, 눈가와 뼈
사이에 있는
움푹 패인 곳.

객주인
(客主人)
눈꼬리의 바깥
쪽 뼈 바로
밖의 움푹 패인
곳.

승읍(承泣)
밑 눈꺼풀의 중
앙으로, 밑 눈가
의 뼈와 눈 사이
움푹 패인 곳.

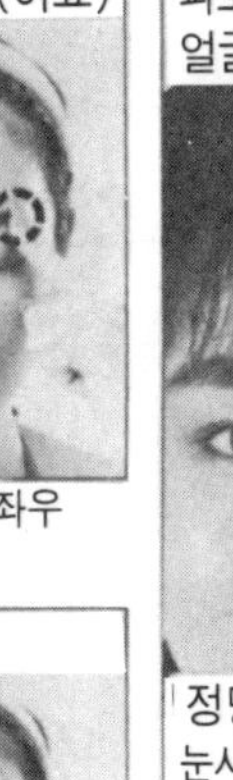
지압하는 방법(승읍)

검지손가락으로 좌우
동시에.

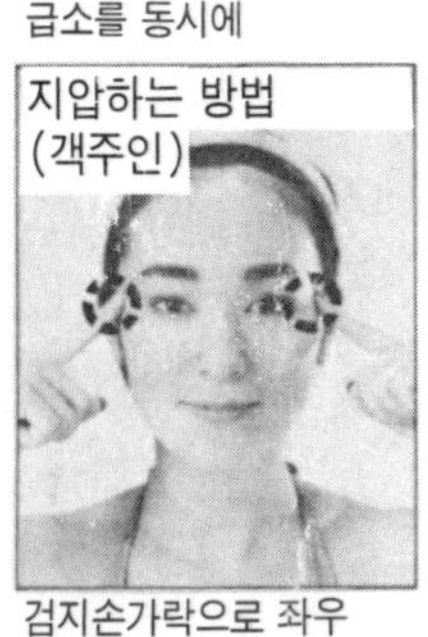
지압하는 방법
(객주인)

검지손가락으로 좌우
동시에

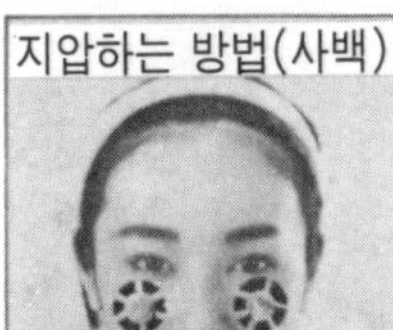
지압하는 방법(사백)

집게손가락으로 좌우
급소를 동시에 누른다.

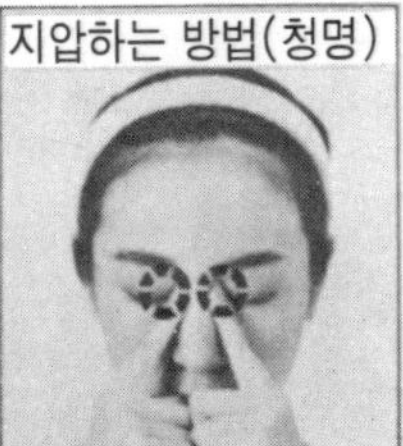
지압하는 방법(청명)

집게손가락으로 좌우
급소를 동시에.

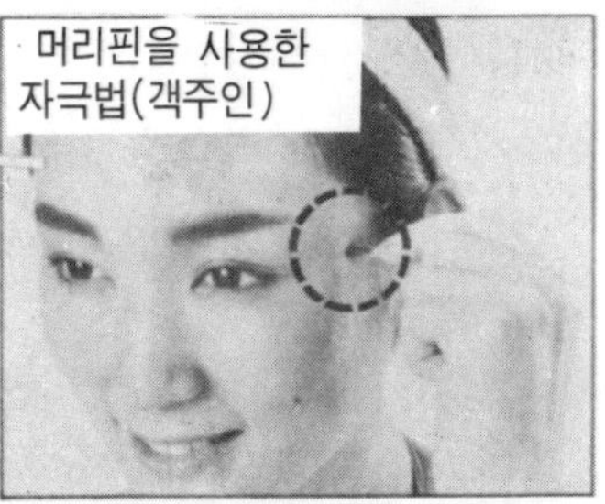
머리핀을 사용한
자극법(객주인)

어느 급소든 머리핀의 구부러진 쪽으로
눌러도 좋다.

눈의 피로를 제거하는 체조

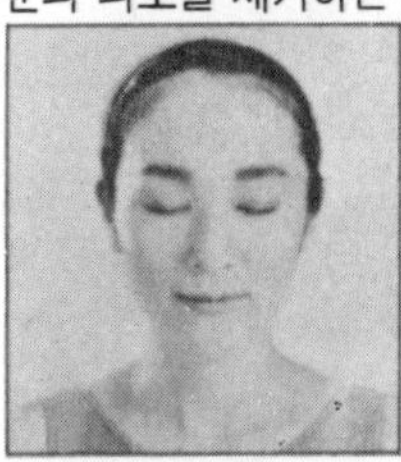
④ 눈을 감고 5분간 쉰다.

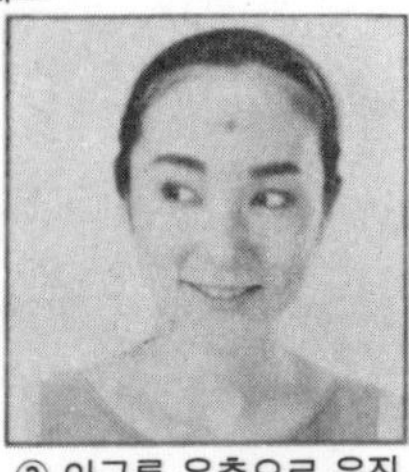
③ 안구를 우측으로 움직
여 우측의 근육을 긴장시
킨다.

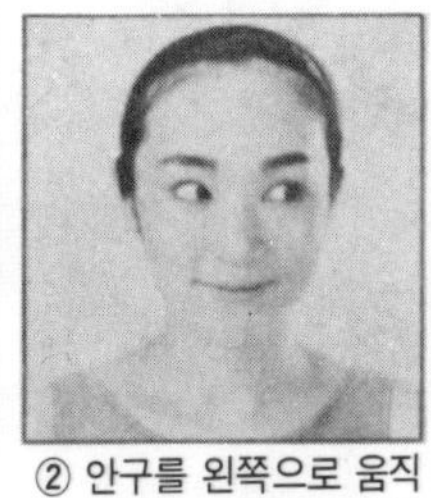
② 안구를 왼쪽으로 움직
여 좌측의 근육을 긴장시
킨다.

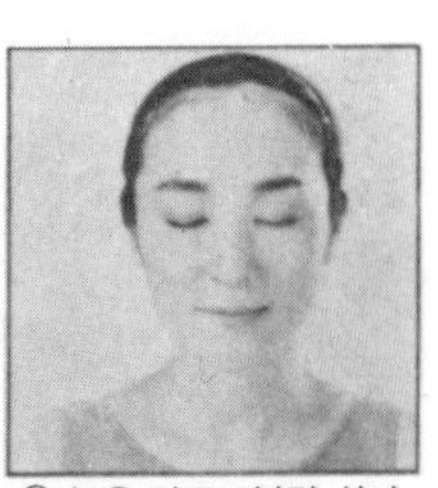
① 눈을 감고 5분간 쉰다.

⑩ 스트레스 · 불쾌증상의 치료법

식욕이 없다

'최근 식욕이 대단히……'라고 동료에게 털어놓고 이야기할 때에 '무슨 걱정되는 일이라도 있어?'라고 몸의 기능보다도 먼저 스트레스를 걱정하는 일은 없는가. 실제로 심리적인 작용과 식욕과는 깊은 관련이 있고, 스트레스로 식욕부진을 일으키는 예 또한 요즘 많아지고 있다.

식욕부진은 당연히 체력과 지속력의 저하를 초래한다. 이 때문에 식욕이 없어지면 더 큰 스트레스를 짊어지게 될른지도 모른다.

또 정신적인 원인에 의한 식욕부진(食欲不振)은 '거식증(拒食症)'으로 연결된다. 거식증은 야위고 싶다 라는 희망이 극도로 강한 여성에게 일어나기 쉬운 증상으로 '너무 살찐 것은 아닌가' 라고 하는 고민이 스트레스로 쌓이는 것이다. 뿐만 아니라 가족과 인간관계, 일 등 다른 스트레스도 거식증의 원인이 된다.

식욕부진을 치료하는 지압

발의 삼리(三里)

무릎의 튀어나온 곳에서 3cm 정도 외측에 있는 급소이다. 엄지손가락으로 지압한다. 단지 아이가 식욕이 없을 때는 지압을 피해야만 한다. 최근에는 아이들 사이에도 스트레스에 의한 식욕부진이 보여지지만, 이 급소를 자극하면 아이인 경우에는 발육을 정지시켜 버릴 걱정이 있기 때문이다.

신 궐(神闕)

배꼽에 있는 급소에 담배뜸(불을 붙인 담배를 접근시킨다)을 하면 효과적이다. 드라이어를 사용한 온열자극도 좋겠다.

수 심(手心)

손바닥 중앙부의 상선으로, 다른 손의 엄지손가락으로 지압한다.

발의 심포구(心包區)

발바닥 중앙부 상선으로 걸을 때 전혀 땅에 닿지 않는 부위로, 엄지손가락으로 지압한다.

여 태(厲兌)

두번째 발가락의 끝(엄지발가락쪽)에서 2mm 정도 떨어진 곳에 있다. 엄지손가락과 집게손가락으로 잡듯이하여 지압한다.

식욕부진을 치료하는 한방 처방

식욕을 회복하는 한방 처방은 다음과 같다.

반하사심탕(半夏瀉心湯)

반하(半夏) 4g, 황금(黃芩), 인삼(人蔘), 감초(甘草)·대추(大棗) 각 3g, 말린 생강(乾薑) 2g, 황련(黃連) 1g.

체력이 보통에서 약한 사람에 이르기까지 효과가 있는 처방이다.

명치가 막혀 대단히 아프고 이 부분에 저항이 있을 때, 구토, 복중뇌명(腹中雷鳴 : 배에서 쿠룩쿠룩 소리가 날 때), 설사 등에 좋다.

육군자탕(六君子湯)

인삼(人蔘)·삽주뿌리(朮)·복령(茯苓)·반하(半夏) 각 4g, 진피(陳皮)·생강(生薑)·대추(大棗) 각 2g, 감초(甘草) 1g.

몸이 약하고 피부가 나쁜 사람, 마른 형의 사람에게 적합하다.

가슴이 메여 대단히 우울할 때에 효과가 있다.

손바닥의 중앙과 발바닥의 중앙부를 지압한다.

•식욕부진을 해소하는 지압 방법•

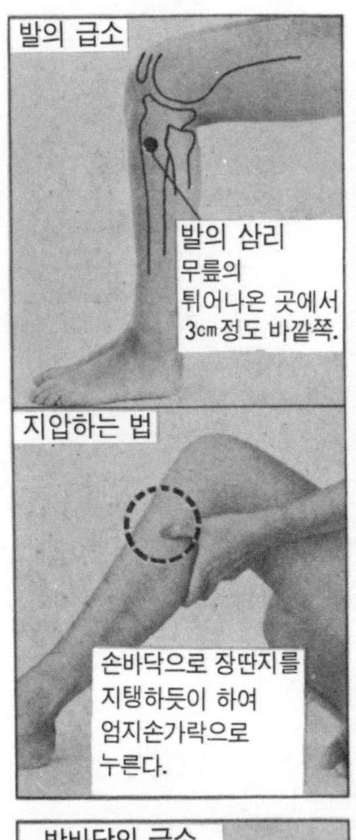

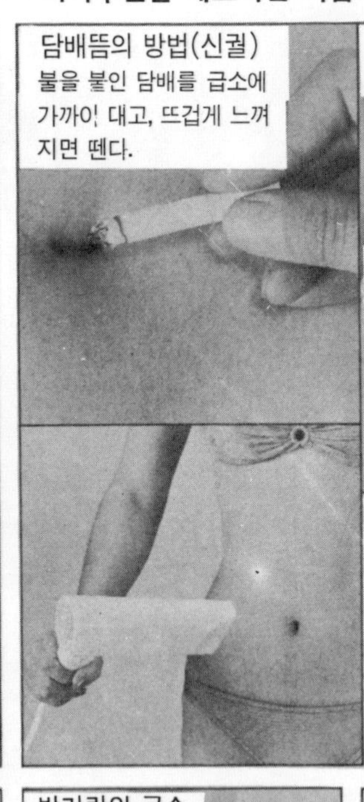

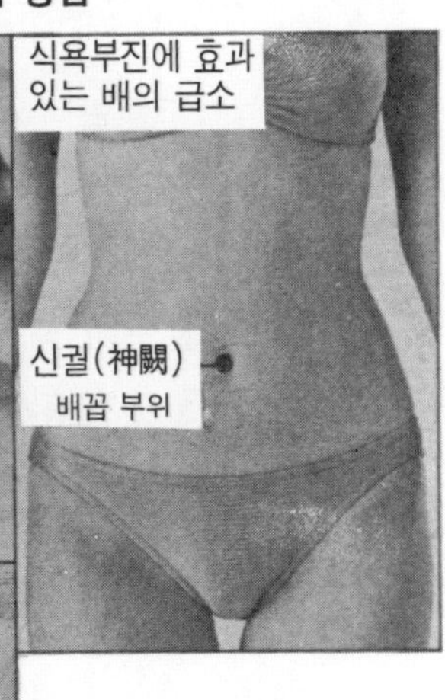

드라이어로 따뜻하게 한다
(신궐)
드라이어의 온풍으로 따뜻하게 해도 좋다.

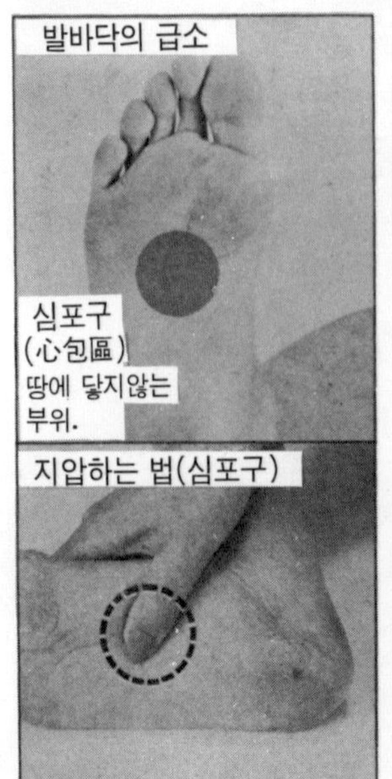

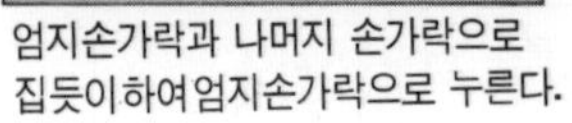

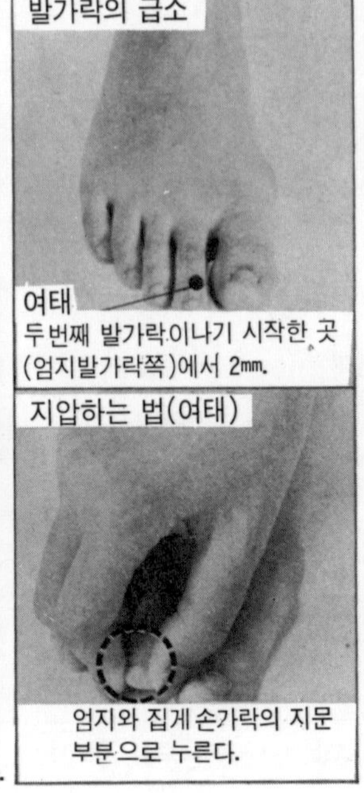

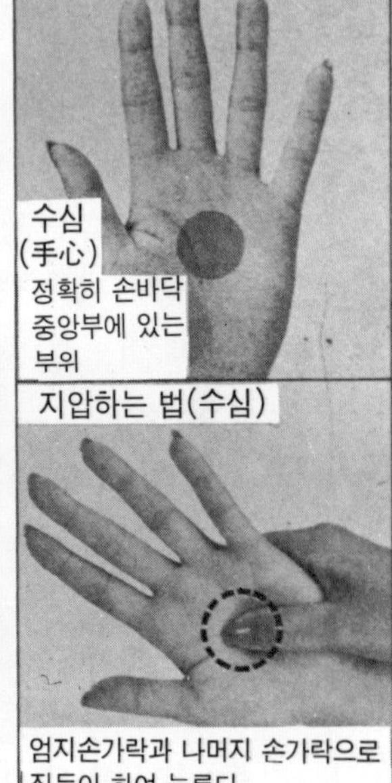

⑪ 스트레스 · 불쾌증상의 치료법

위가 아프고
위가 메슥거린다

스트레스로 위궤양이 된 사람의 이야기를 자주 들었다고 생각하는가. 위궤양이라고 하면 바로 스트레스를 연상시킬 정도로 스트레스와 위궤양은 밀접한 관계가 있다.

또 위궤양까지는 가지 않더라도 스트레스가 겹친 위통(胃痛)을 일으킨 일이 있는 사람은 대단히 많지 않을까. 위통은 말하자면, 위에서 보내진 SOS 신호이므로 일찍이 대처해 병이 되어버리기 전에 예방하지 않으면 안된다. 이런 때야말로 꼭 지압을 활용하라. 현재 스트레스에 의한 위통으로 괴로워하고 있는 사람은 물론, 지금까지 위통의 경험이 있는 사람, 최근 쉽게 피로를 느끼는 사람도 지압을 생각해 보라.

단, 평소에 찬 음식과 과식을 주의하는 등 평소에 주의하는 것이 중요하다.

위통, 메스꺼움에 효과가 있는 급소

신 궐(神闕)

배꼽 부분에 있는 급소. 담배뜸을 7~15회 하면 좋다.

발의 삼리(三里)

무릎뼈의 튀어나온 곳에서 3cm 정도 우측에 있다.

제3여태(第三厲兌)

세번째 발가락의 발톱에서 2mm 정도 떨어진 곳에 있다. 지압 외에

뜸을 7~8회 되풀이 하거나 머리핀으로 7~10회 자극을 주는 것도 효과가 있다.

위통이라고 한 마디로 말해도 가슴이 쓰려 메슥메슥하는 것도 있고, 공복시(空腹時) 아프거나, 먹어도 아픈 등 증상은 여러 가지이다. 메슥메슥하거나 공복시에 통증이 있는 경우에는 위산과다(胃酸過多)와 위궤양, 먹었을 때 통증을 느끼는 경우에는 위하수(胃下垂)와 위염(胃炎)의 의심이 있다. 또 만성적인 위약(胃弱)일 때도 먹었을 때 위가 아프다.

여기에 예를 든 급소는 어느 증상에든 효과가 있으나 발의 삼리는 특히 먹었을 때 위가 아픈 경우에 효과가 있다.

위통을 치료하는 한방 처방

시호계지탕(柴胡桂枝湯)

시호(柴胡) 5g, 반하(半夏) 4g, 계지(桂枝)·황금(黃芩)·인삼(人蔘)·작약(芍藥)·생강(生薑)·대추(大棗) 각 2g, 감초(甘草)1.5g.

보통의 체력인 사람에게 적합한 처방이다.

안중산(安中散)

계지(桂枝)·연호소(延胡素)·모려(牡蠣) 각 3g, 회향(茴香)·감초(甘草)·축사(縮砂) 각 2g, 생강(生薑) 1g.

가슴이 메슥거리거나 신경질적이 된 위가 아플 때, 위산과다증(胃酸過多症), 위궤양 등 위증상에 전반적으로 효과가 있다.

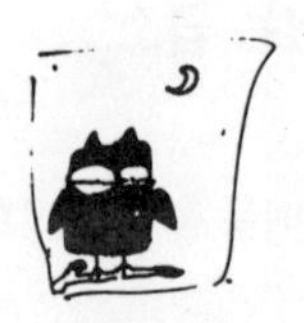

불을 붙인 담배를 배꼽에 가까이하고 뜨겁다고 느끼면 뗀다. 이것을 7~15회 반복한다.

• 위통, 메스꺼움에 효과 있는 지압법 •

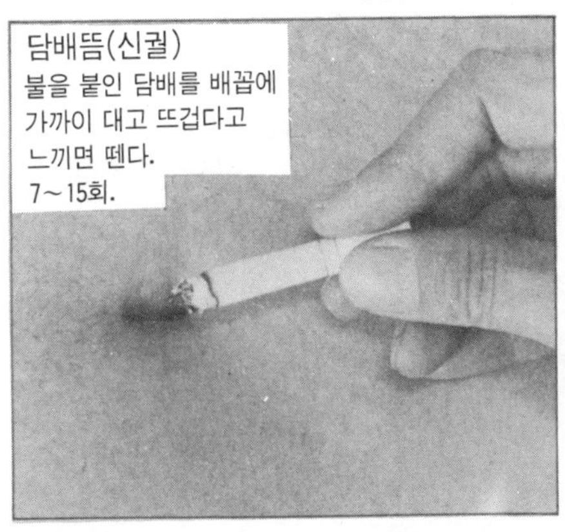

담배뜸(신궐)
불을 붙인 담배를 배꼽에
가까이 대고 뜨겁다고
느끼면 뗀다.
7~15회.

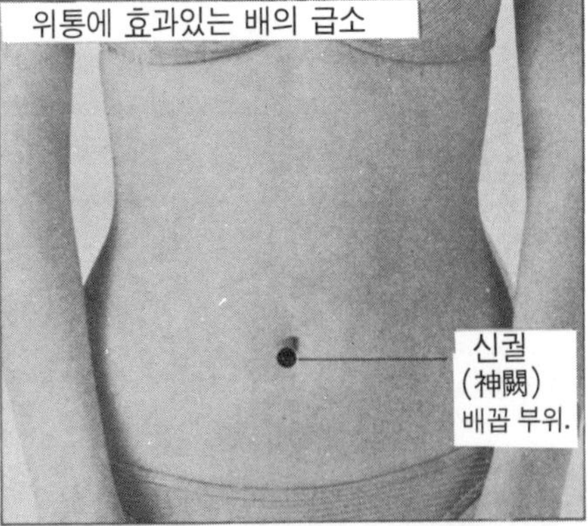

위통에 효과있는 배의 급소

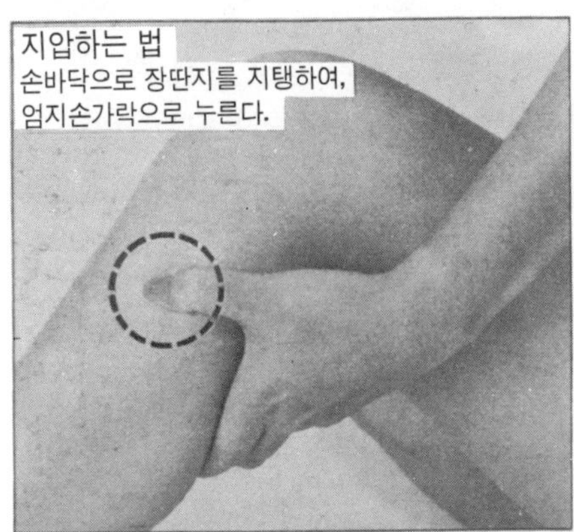

지압하는 법
손바닥으로 장딴지를 지탱하여,
엄지손가락으로 누른다.

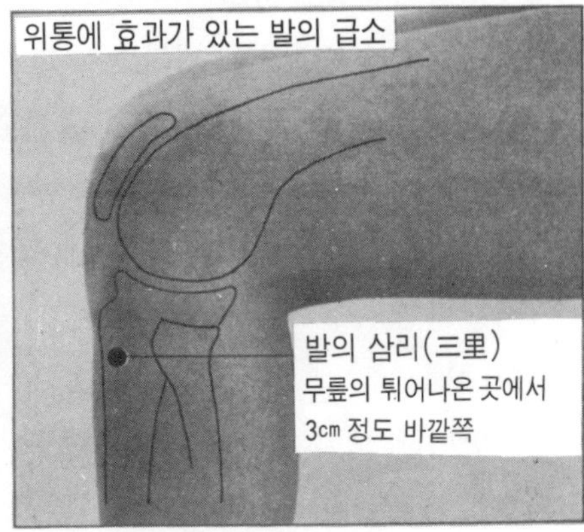

위통에 효과가 있는 발의 급소

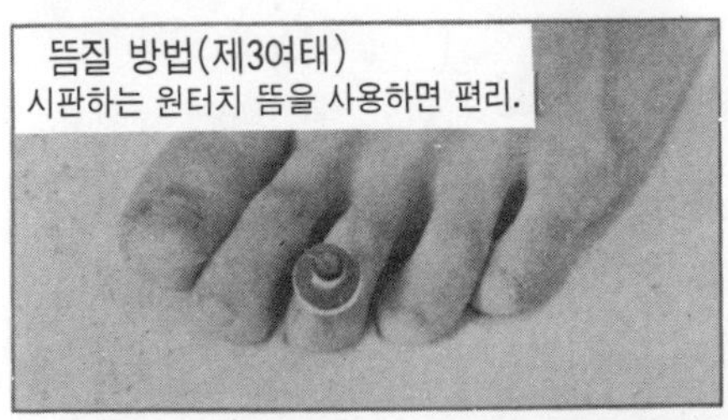

뜸질 방법(제3여태)
시판하는 원터치 뜸을 사용하면 편리.

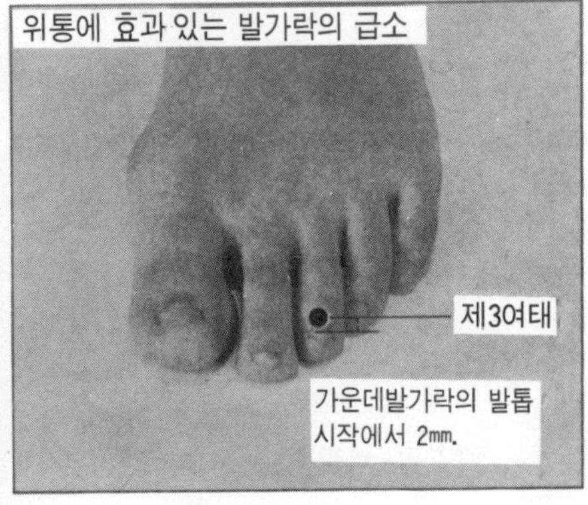

위통에 효과 있는 발가락의 급소

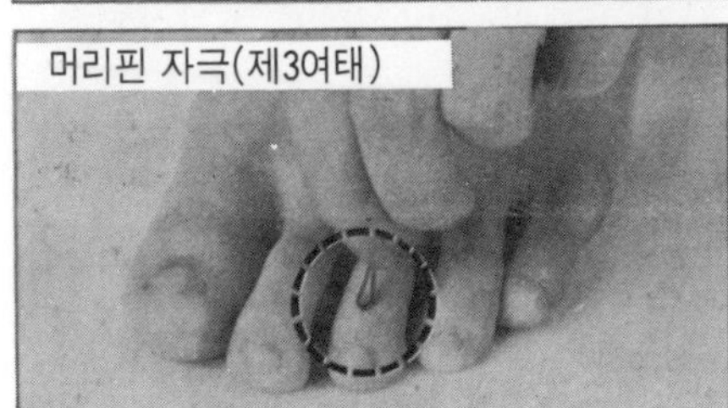

머리핀 자극(제3여태)

변비가 계속된다

지압으로 치료한다

변비 특효의 급소는 제이이간(第二二間)이라고 한다. 장소는 집게손가락 밑둥치 가운데손가락 쪽의 점으로, 여기를 손가락으로 주물러 자극을 주면 장의 활동이 활발하게 되고, 배변이 촉진된다. 정규의 급소 그림에는 나와 있지 않은 급소이지만, 뒤에 발견된 것으로 변비로 고생하는 사람의 90%는 이 급소 요법으로 완전히 치료한 것을 체험적으로 알았다.

안마해 보아 왼손 급소가 아픈 사람은 동물성 식품을 너무 섭취한 것에 의한 변비라고 생각할 수 있다. 현재의 식생활을 되돌아 보고 밸런스를 맞추는 식사를 하도록 개선하는 것이 중요하다.

한가지 더 변비를 치료하는 포인트는 매일 같은 시간에 배변하는 습관을 붙이는 것이다. 매일 아침 식사를 한 뒤에 7시에서 8시 사이에 화장실에서 제이이간(第二二間)을 비벼준다. 아플 정도로 손가락은 특히 정성스럽게 비빈다. 이것을 2~3주간 계속해 보면 어느새인가 급소를 비벼주지 않아도 배변하는 습관이 붙어 그 시각이 되면 자연스럽게 화장실로 향하게 될 것이다.

체조로 치료한다

변비를 체조로 치료하는 요령은 복근을 강하게 하는 체조를 하는 것이다. 이중에서 자신이 하기 쉬운 것을 선택해도 좋다. 횟수는 자유이지만 처음부터 무리한다면 뒤에 계속할 수 없을 것이다. 효과를 올리려면 매일 조금씩이라도 좋으니까 장기간 계속 하는 것이 중요하다.

식생활 면에서는 섬유질이 많은 야채를 많이 먹도록 하고, 배변 전에 냉수나 찬우유를 마시는 것도 좋다.

정통적인 본근체조(腹筋體操)

똑바로 누워서 무릎을 깊게 구부려 세운다. 턱을 가슴에 붙이고 천천히 가슴을 둥글게 하고 허리부터 윗쪽만을 크게 일으킨다.

아령을 이용한 체조

한손에 아령(양동이에 물이나 모래를 넣은 것도 좋다)을 들고 겨드랑이에 늘어뜨려 선다. 그대로 상체를 깊게 반대쪽으로 굽힌다.

① 의자를 이용한 체조

의자에 허리를 걸치고 무릎 위에 양손을 놓아 팔꿈치를 구부린 채로 갑자기 뻗친다. 그대로 상체를 전력을 다해 앞쪽으로 구부리도록 하여 10초 동안 힘을 넣는다.

② 의자를 이용한 체조

의자에 깊이 허리를 걸치고 한발씩 앞쪽 위에 높이 들어올린다.

③ 의자를 이용한 체조

의자에 얕게 앉아서 무릎을 굽힌 상태로 가능한한 높게 팔꿈치를 올린다.

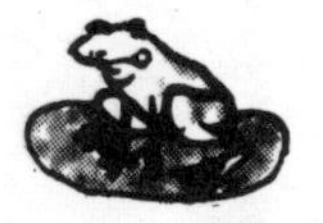

특효가 있는 급소는 집게손가락의 밑. 반대쪽의 엄지 손가락과 집게손가락으로 집듯이 안마해서 풀어준다.

• 변비를 치료하는 지압과 체조 •

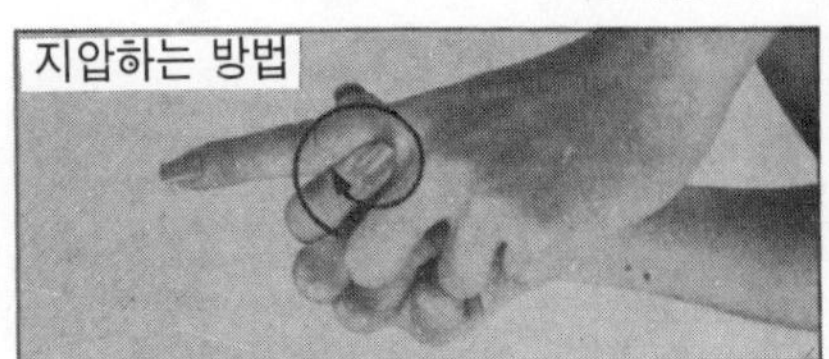

집게손가락 이외는 손가락을 굽히고, 반대쪽의
엄지손가락과 집게손가락으로 집고, 집게손가락
으로 문질러 풀듯이 지압한다.

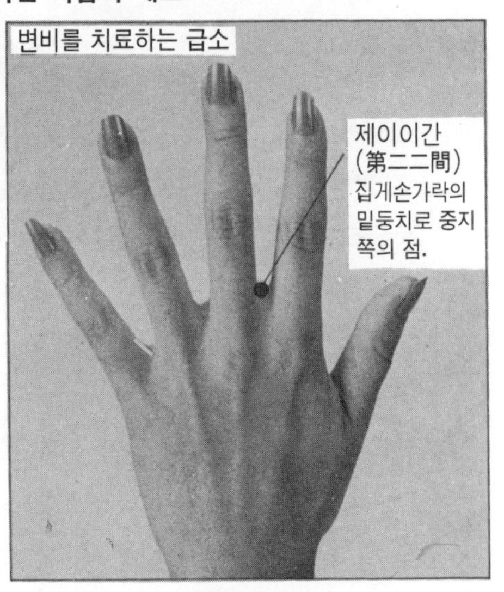

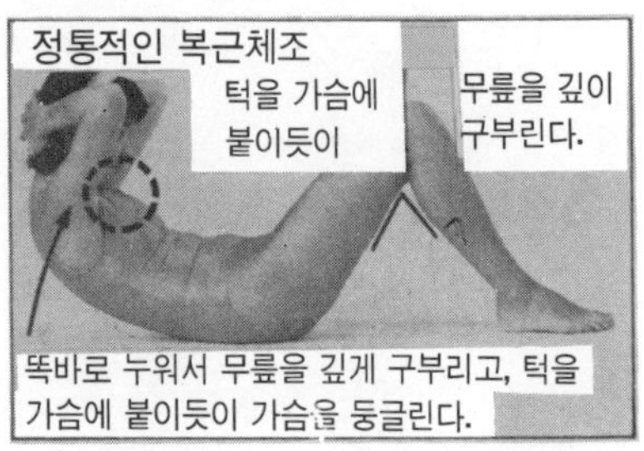

똑바로 누워서 무릎을 깊게 구부리고, 턱을
가슴에 붙이듯이 가슴을 둥글린다.

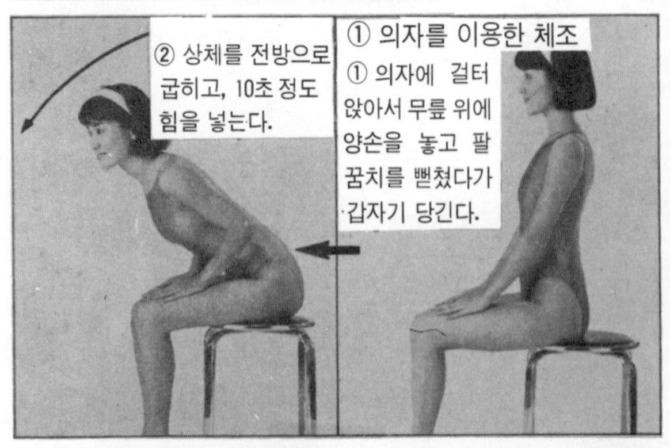

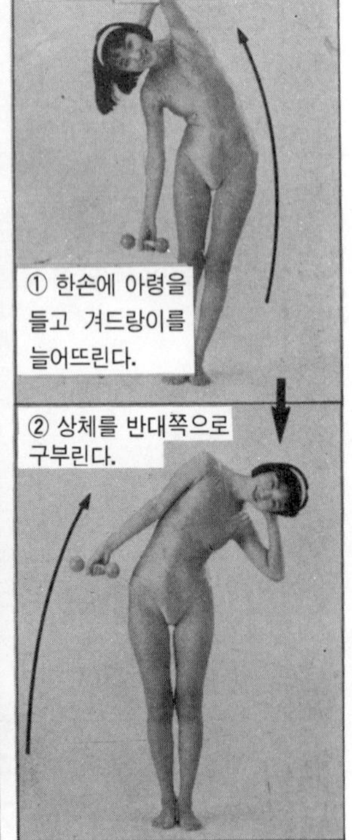

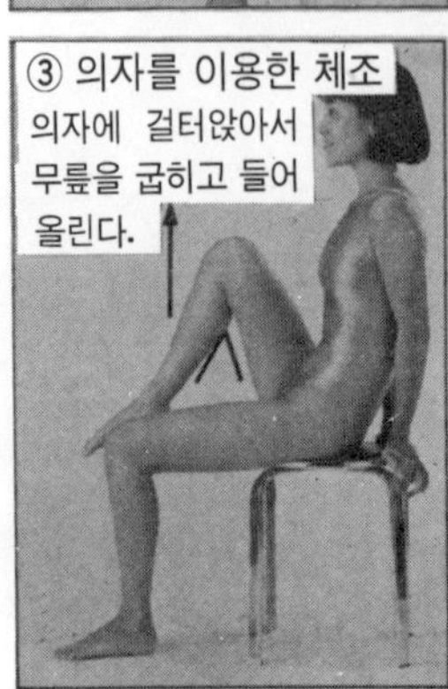

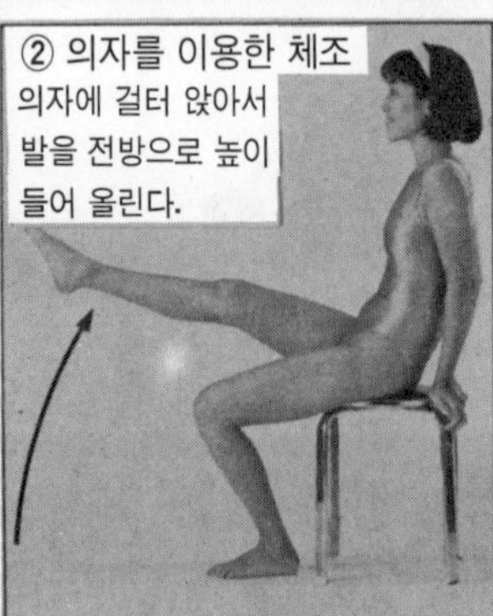

⑬ 스트레스 · 불쾌증상의 치료법

설사를 한다

의사의 진찰을 받아도 특별히 장(腸)에 이상이 발견되지 않는데도 만성적으로 설사와 복통, 복부의 불쾌감으로 괴로움을 당하는 사람이 있다. 과민성대장증후군(過敏性大腸症候群)이라고 불리우는 이 병의 원인은 바로 스트레스이다.

괴로움이 끊이지 않는 중간관리직(中間管理職) 등의 사람중에는 통근전차에 흔들리는 시간조차 가만히 있을 수 없어 하다못해 도중 역의 화장실을 모두 외워버린 사람도 있다. 수험생과 새로운 환경에 적응하지 못한 신입사원, 시어머니와의 관계에 고민하는 며느리 등 스트레스 사회를 상징하듯이 이 증상에 괴로움을 당하는 사람이 적지 않다.

그러나 이런 귀찮은 증상도 급소요법으로 치료할 수 있다. 배꼽의 급소를 시작으로 각기의 급소에 담배뜸과 지압을 더해준다.

설사에 효과가 있는 급소

심유(心兪)

머리를 앞으로 숙이면 목덜미 밑쪽의 뼈가 튀어나온 것이 보이고, 그 제일 위로 튀어나온 곳을 제 1흉추극돌기(第一胸椎棘突起)라고 한다. 등뼈를 따라 밑으로 튀어나온 곳을 세어 5번째와 6번째(제5, 제6 흉추극돌기)의 사이에서 손가락 하나 반 정도의 폭 밖에 있는 것으로 견갑골의 중앙 높이에 있다.

지음(至陰)

새끼발가락 발톱의 시작 부분(외측)에 있다. 발톱의 밑을 집듯이하여 지압한다.

여태(厲兌)

발에 있는 급소로, 설사에 특효가 있는 급소이다. 두번째 발가락의 발톱이 시작되는 끝부분의 외측을 집듯이 한다.

신궐(神闕)

배꼽에 있는 급소로, 여기에는 열자극을 주는 방법이 적합하다.

열을 줄 때에 담배뜸과 헤어 드라이어를 이용하면 손쉽고 편리하다. 담배뜸과 드라이어의 열풍을 배꼽에 접근시켜 너무 뜨거우면 떼도록 한다.

설사를 치료하는 한방 처방

감초사심탕(甘草瀉心湯)

반하(半夏) 4g, 감초(甘草) 3.5g, 황금(黃芩)·인삼(人蔘)·대추(大棗) 각 3g, 말린 생강(乾生薑) 2g, 황련(黃連) 1g.

보통의 체력인 사람에게 적합하다.

설사의 횟수가 많고(7~8회 이상), 설사 전에는 배에서 쿠룩쿠룩 소리가 나지만 배변 후에는 산뜻함을 느낄 수 있다. 복통은 있어도 심하지 않을 경우 이용하면 좋을 것이다.

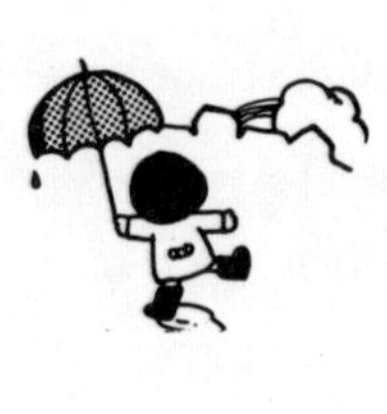

삼령백출산(參苓白朮散)

의이인(薏苡仁) 5g, 백편두(白扁豆)·연육(蓮肉) 각 4g, 인삼(人蔘)·복령(茯苓)·백출(白朮) 각 3g, 길경(桔梗)·축사(縮砂) 각 2g, 감초(甘草)·산약(山藥) 각 1.5g.

체력이 약한 사람, 마른형으로 근육의 긴장이 나쁜 사람에게 알맞은 처방이다. 체질도 위장도 허약하여 식욕이 없고 설사를 할 때에도 이용하면 효과적이다.

불을 붙인 담배와 드라이어의 온풍으로 배꼽이 뜨겁게 되면 뗀다.

• 설사를 치료하는 지압 •

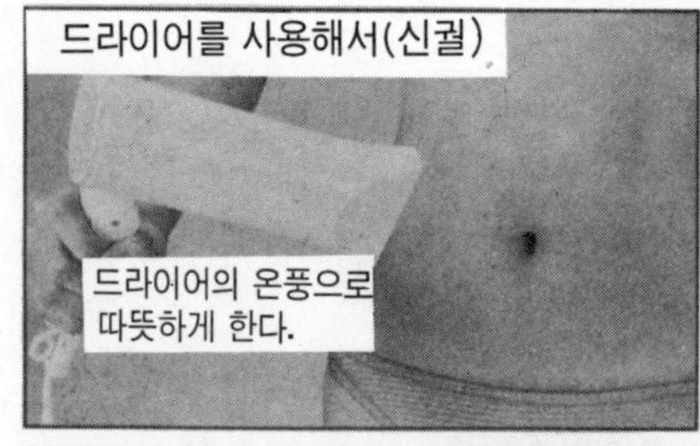

드라이어를 사용해서(신궐)

드라이어의 온풍으로
따뜻하게 한다.

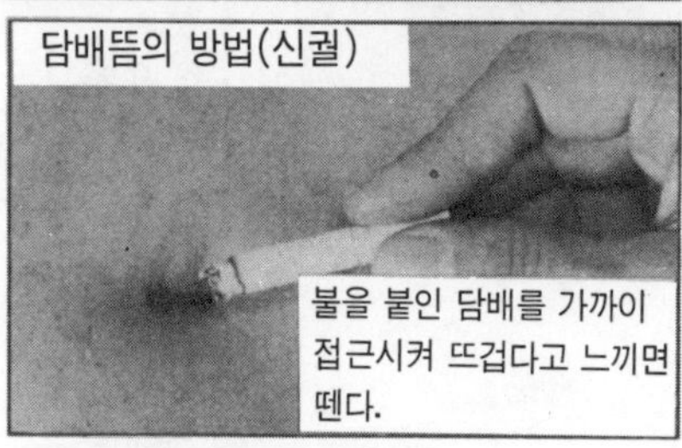

담배뜸의 방법(신궐)

불을 붙인 담배를 가까이
접근시켜 뜨겁다고 느끼면
뗀다.

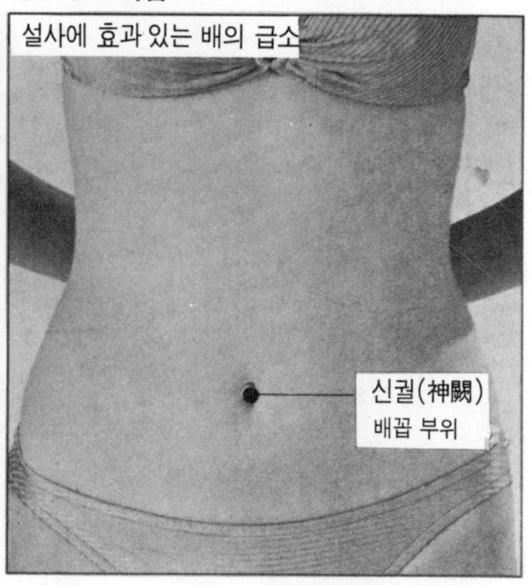

설사에 효과 있는 배의 급소

신궐(神闕)
배꼽 부위

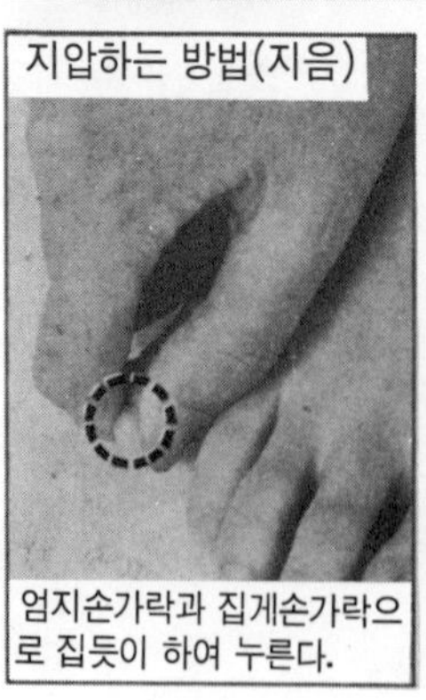

지압하는 방법(지음)

엄지손가락과 집게손가락으
로 집듯이 하여 누른다.

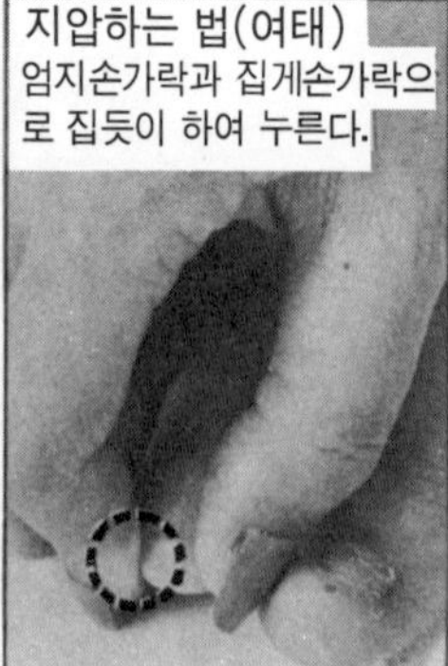

지압하는 법(여태)
엄지손가락과 집게손가락으
로 집듯이 하여 누른다.

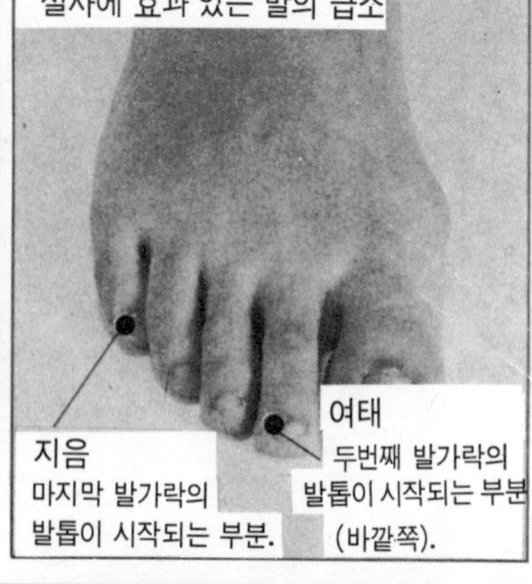

설사에 효과 있는 발의 급소

지음
마지막 발가락의
발톱이 시작되는 부분.

여태
두번째 발가락의
발톱이 시작되는 부분
(바깥쪽).

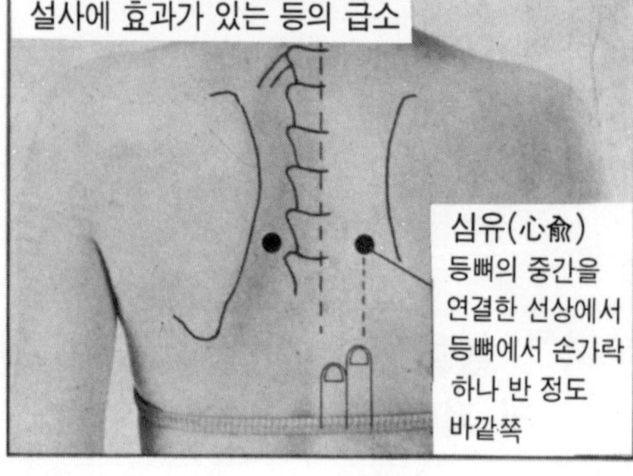

설사에 효과가 있는 등의 급소

심유(心兪)
등뼈의 중간을
연결한 선상에서
등뼈에서 손가락
하나 반 정도
바깥쪽

⑭ 스트레스 · 불쾌증상의 치료법

정력이 감퇴된다

정력이 감퇴되거나 불감증(不感症)이 된 때에 특효가 있는 급소는 발가락에 있다. 동양의학(東洋醫學)의 사고방식으로는 남성 성기와 여성 성기(음핵과 음핵순)가 눈에 띄지 않는 에너지의 흐름으로 엄지발가락과 연결되어 있다고 본다. 여기에서 엄지발가락에 자극을 가하면 괴로움을 해결할 수 있는 셈이다.

정력감퇴에 효과가 있는 발의 급소

삼음교(三陰交)

다리 안쪽 복사뼈의 위에서 손가락 폭 4개 정도의 상방(上方)이 이 급소이다.

태계(太谿)

안쪽 복사뼈의 바로 뒤가 이 급소이다.

다리의 제1지(第一指)

특별한 급소의 이름은 아니지만 잘 마사지하면 정력회복이 된다.

지음(至陰)

새끼발가락의 발톱 시작 부분(안쪽)에서 2mm 떨어져 있다.

체조로 치료한다

스트레스가 쌓여 머리가 피로해지면 그 피로는 허리로 간다. 허리에 피로가 쌓여 약해지면 무리가 가서 섹스도 약해져 버린다. 따라서 허리의 긴장을 풀고, 휴식을 취해 피로를 풀 수 있어야 감퇴한 정력을 회복하는 포인트가 된다.

허리의 피로를 푸는 체조는 다음과 같이 행한다. 남성은 물론 여성에게도 효과가 있을 것이다.

① 엎드려 눕는다.

② 양손을 아래로 뻗어서 몸의 바깥 쪽으로 양발목을 잡는다. 전신에 힘을 넣어 가능한한 몸을 새우같이 구부려 준다.

③ 손을 떼고 전신의 힘을 빼고 엎드려 쉰다.

이것을 4~5회 되풀이하여 연습한다.

정력을 붙이는 한방 처방

계지가룡골모려탕(桂枝加龍骨牡蠣湯)

계지(桂枝)·작약(芍藥)·생강(生薑)·대추(大棗)·용골(龍骨)·모려(牡蠣) 각 3g, 감초(甘草) 2g.

체력이 보통인 사람부터 약한 사람이나 야윈 사람, 그리고 신경과민인 사람에게 효과가 있는 처방이다.

배꼽 주위에 동계항진(動悸亢進)이 있거나, 발에 찬기가 있거나, 변이 자주 마렵거나 또는 몹시 흥분하거나, 쉽게 피로한 증상을 느꼈을 때 복용한다.

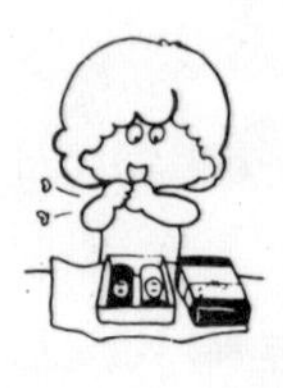

팔미환(八味丸)

건지황(乾地黃) 6g, 산수유(山茱萸)·산약(山藥)·택사(澤瀉)·복령(茯苓)·목단피(牧丹皮) 각 3g, 계지(桂枝)·부자(附子) 0.5g.

노화방지에 도움이 되고, 성욕감퇴에 효과가 있다.

배꼽에서 밑에 힘이 빠져 손으로 누르면 가볍게 함몰하는 것을 느낄 때, 소변이 때때로 나오고 소변이 원만하게 나오지 않을 때, 목의 갈증, 부종, 요통, 야간다뇨(夜間多尿) 등이 있을 때에도 좋다.

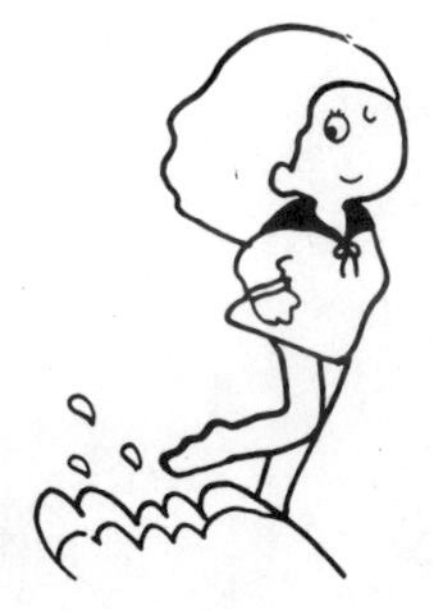

엄지발가락과 새끼발가락을 잘 주물러서 풀어주고, 허리의 긴장을 풀고 휴식을 취해 피로를 제거한다.

•정력감퇴에 효과가 있는 지압과 체조•

지압하는 법(삼음교)

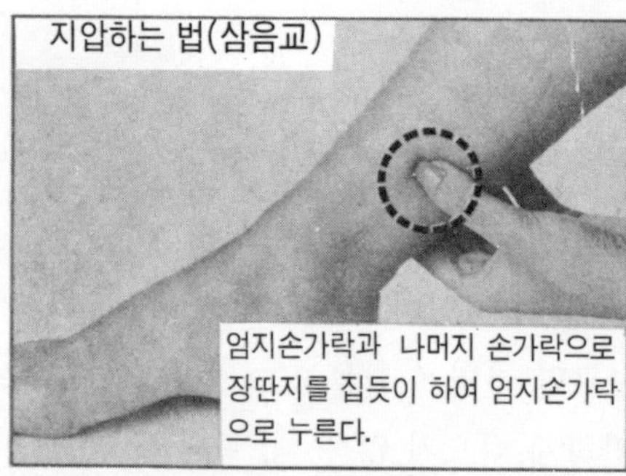

엄지손가락과 나머지 손가락으로
장딴지를 집듯이 하여 엄지손가락
으로 누른다.

지압하는 법(태계)

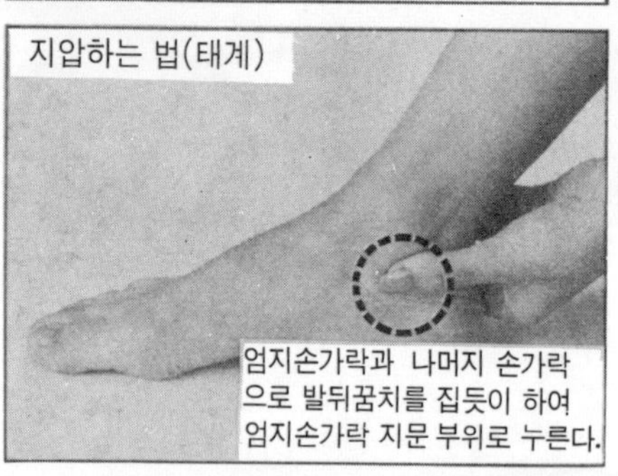

엄지손가락과 나머지 손가락
으로 발뒤꿈치를 집듯이 하여
엄지손가락 지문 부위로 누른다.

정력을 붙이는 발의 급소

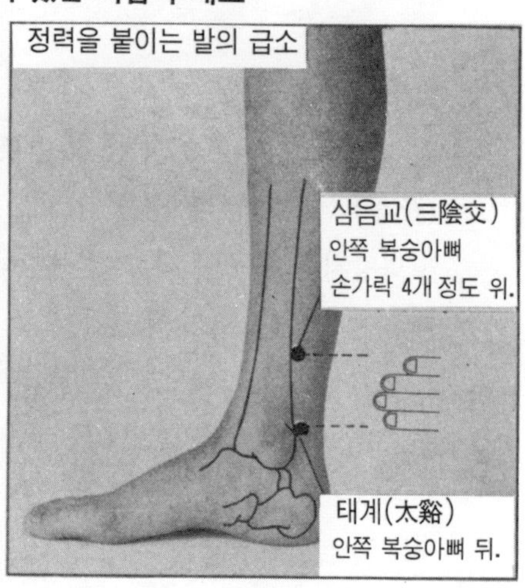

발가락의 마사지

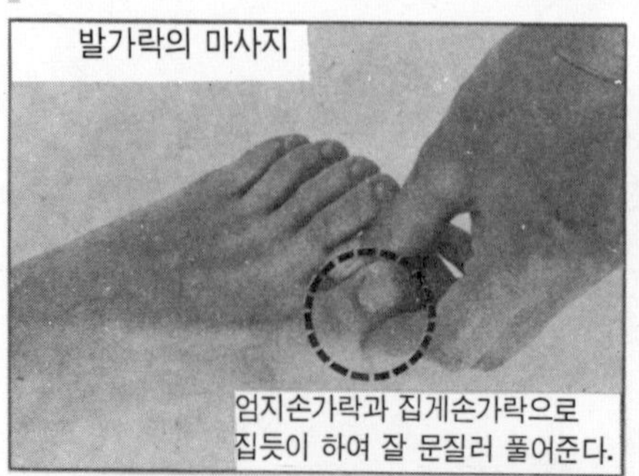

엄지손가락과 집게손가락으로
집듯이 하여 잘 문질러 풀어준다.

지압하는 법(지음)

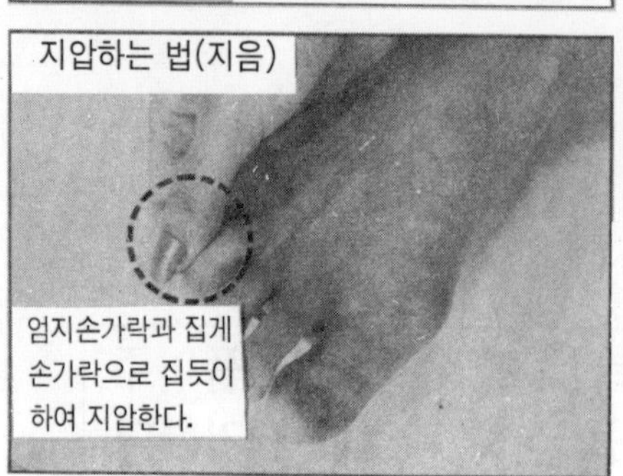

엄지손가락과 집게
손가락으로 집듯이
하여 지압한다.

정력을 붙이는 발끝의 급소

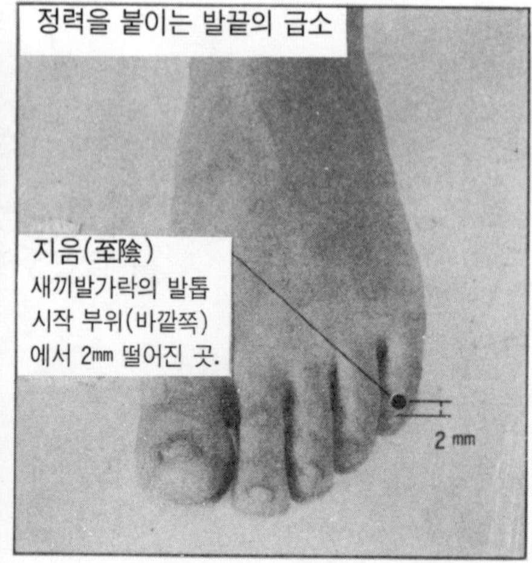

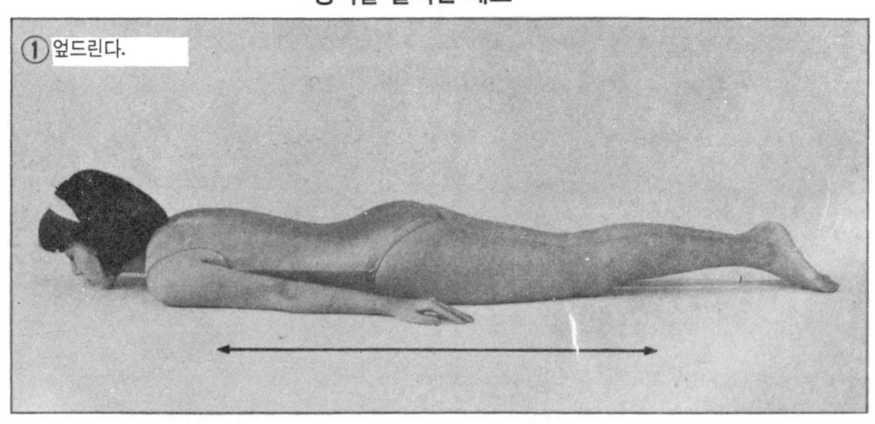
① 엎드린다.

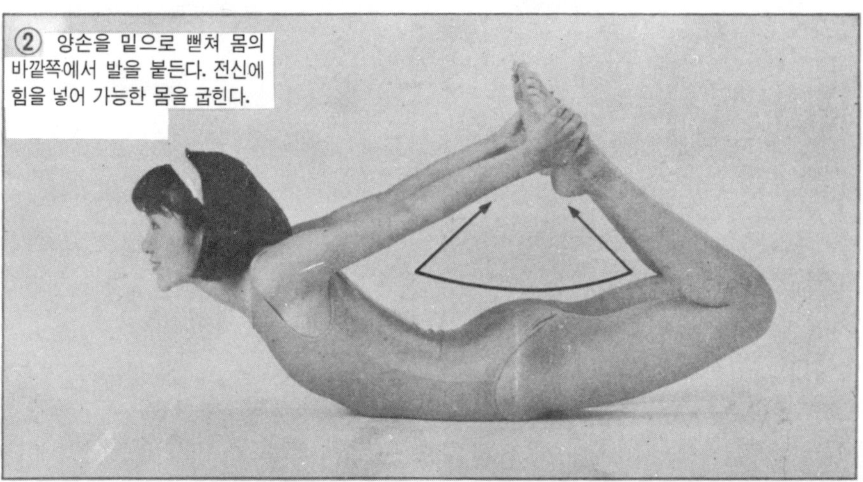
② 양손을 밑으로 뻗쳐 몸의
바깥쪽에서 발을 붙든다. 전신에
힘을 넣어 가능한 몸을 굽힌다.

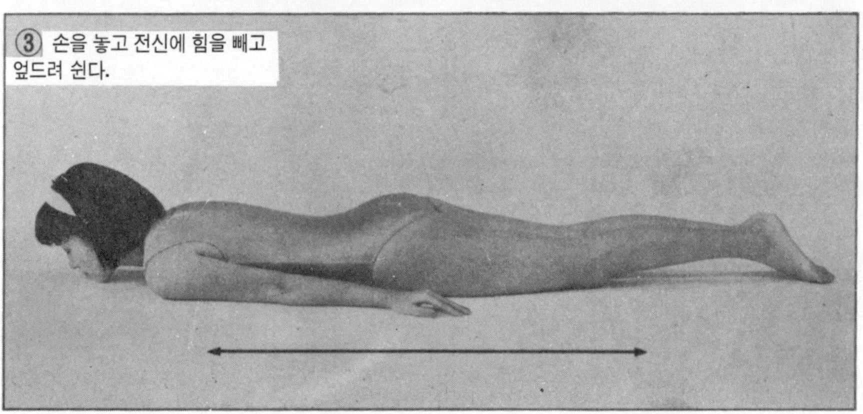
③ 손을 놓고 전신에 힘을 빼고
엎드려 쉰다.

정신피로를 덜어주고 스트레스가 쌓이지 않는
강한 마음을 갖게 해주는
이론편

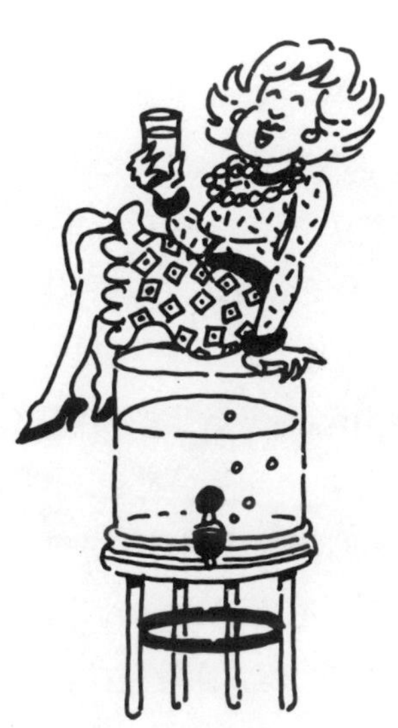

① 이것만은 알아두자

사람은 왜 스트레스를 물리치지 못하는가

'싫증'은 왜 일어나는가

우리 현대인은 스트레스라는 말을 일상어로 사용하고 있다. 심신의 피로감이 쉽게 풀리지 않을 때, 안절부절 못할 때 우리는 '최근 스트레스가 쌓이기 때문에'라고 극히 자연스럽게 이 말을 떠올리고 있는 것이다.

그러나 '자, 스트레스라는 것이 뭐야'라고 새삼스레 질문한다면 뭐라고 답하겠는가. 아마 10명 중에 9명은 대답이 궁할지도 모른다.

스트레스는 과연 무엇인가. 또 그 메카니즘은 어떻게 된 것일까. 이것들은 중요한 문제이면서도 의외로 알 수 없는 것 중 하나이다.

여기에서 먼저 스트레스의 정체부터 살펴보자. '적을 이기려면 적을 아는 것부터 시작하라'는 셈이다.

스트레스(stress)라는 말은 캐나다의 생리 · 병리학자(生理 · 病理學者) 한스 세리에가 의학에 도입한 말로, 전문적으로 말하면 '한냉(寒冷) 외상(外傷), 질병(疾病), 정신적긴장(精神的緊張) 등의 원인으로 체내에 일어난 비특이적 방어반응(防御反應)'이다. 더 알기 쉽게 말하면 한냉(寒冷)과 정신적 긴장 등의 자극에 대하여 인간의 몸은 언제나 일정하게 안정된 동작을 영위하도록 되어 있다. 이것을 호메오스타시스(항상성의 유지 : 恒常性의 維持)라 부르고 있다. 자극은 이 호메오스타시스를 일시적으로 혼란시키고, 혼란하게 된 호메오스타시스의 기능은 이것을 원상태로 되돌리려고 한다. 결국 생체(生體)에 미친 자극에 대하여 체내에 일어난 변화 및 그것을 원상태로 되돌리려고 하는 반응을 일괄하여 스트레스라고 부르는 셈이다. 그래서 스트레스의 원인이 된 자극을 스트렛사 또는 스트레스 작용의 원인이라고 부른다.

예를 들어 갑자기 업무를 받고 싫증이 났다고 하자. 이 경우 업무를 받은 것이 스트렛사가 되어 호메오스타시스를 혼란시킨다. 혼란된 호메오스타시스는 생체를 원래의 릴렉스한 상태로 되돌리려고 하나 구체적으로는 그것이 '싫증'이라고 하는 자각이 되어 나타난다. 이것을 스트레스 증상이라고 부르는 것이다. 그러나 생각해보면 이렇게 말한 것은 일상적으로 경험한 것이다. 반대로 말한다면 살아있는 한 인간에게 있어서 스트레스는 피할 수 없는 셈이다.

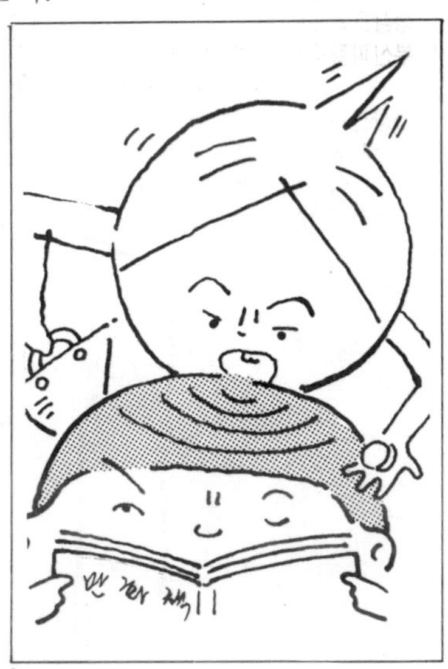

스트레스 증상이 진행되면 어떻게 되는가

그러면 왜 스트레스가 마음과 몸에 영향을 미치는 것일까

그 비밀은 실제로 자율신경에 있는 것이다. 자율신경(自律神經)은 자신의 의지와는 관계 없이 심장과 위장, 혈관, 내분비선, 한선(汗腺)등 내장을 지배하고, 그 기능을 조절하고 있다. 이 자율신경이 중개역(仲介役)이 되어 스트렛사에 대한 '방위체제(防衛體制)'가 체내에서 성립할 수 있는 것이다.

구체적으로 설명하면 뇌하수체(腦下垂體)를 통하여 부신(副腎) 호르몬이 분비된다. 이 호르몬이 자율신경을 중개역으로 하여 각 기관에 작용하고, 자극이 생체에 주는 영향을 최소한으로 적게하고 있는 셈이다.

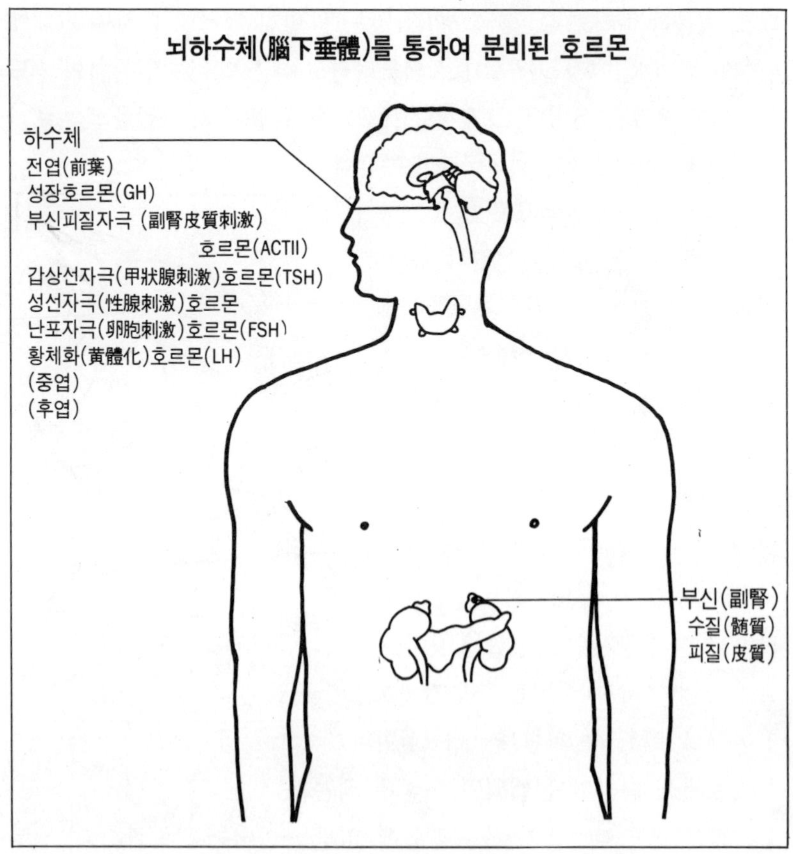

그런데 스트렛사에 의한 자극이 일정의 한도를 넘은 나머지 오래 계속되면 체내의 방어체제는 파열되어 버린다. 방어체제가 파열되면 심박(心拍)의 증가와 혈압의 상승, 근육의 긴장 등의 변화가 나타난다. 그리고 이와같은 상태가 계속되면 몸에는 피로가 축적되고 병에 걸리기도 쉬워지는 것이다. 구체적인 증상의 단계로 생리적으로는 근육의긴장, 식욕의 저하, 피로감, 불면감이 나타나고,정신적으로는 불안정, 우울, 초조 등의 소위 '스트레스 반응'이 되어 나타나는데, 이 상태가 계속 진행되면 위궤양 , 고혈압 , 각종 두통, 어깨 결림 등의 질병과 노이로제 등으로 연결된다.

스트레스를 느끼는 사람과 느끼지 않는 사람

앞에서도 설명한 것 같이 스트렛사에는 한냉(寒冷), 외상(外傷), 정신적 긴장(精神的緊張) 등이 있으나, 이들을 대별하여 외부적 스트렛사(한냉, 외상)와 내부적 스트렛사(정신적 긴장)로 나눌 수 있다. 전항에서 기술한 질병은 주로 내부적 스트렛사에 의해 일어나는 것으로 외부적 스트렛사에 의한 상처는 자연적으로 치료되는 것이 보통이다.

그러므로 이 항에서는 내부적 스트렛사를 중심으로 스트레스의 원인을 좀더 자세하게 알아보기로 한다.

우리들이 일상생활에 있어서 경험하는 스트레스는 내부적 스트렛사에 의한 것으로, 이것을 심인성(心因性) 스트레스라고 부른다. 이 특징은 표에서도 알 수 있는 것같이 현대생활에서는 피할 수 없는 것들이 원인이 되어 있는 것이다. 이 표를 보는 한 현대인의 거의가 심인성 스트레스에 걸려도 이상한 것은 아닐 정도이다.

일상적으로 경험하는 스트레스의 여러가지	
외부적 스트렛사	① 물리적자극(物理的刺激)＝한냉작업(寒冷作業), 열작업(熱作業), 해저작업(海底作業), 천후(天候), 방사선(放射線), 화상(火傷), 동상(凍傷), 상처, 소음(騷音), 진동(振動), 전기 쇼크 등 ② 화학적자극(化學的刺激)＝산소(酸素)의 결핍·과잉(過剩), 약해(藥害) 및 유해물질(有毒物質)등. ③ 생리적자극(生理的刺激)＝해충(害蟲), 기생충(寄生蟲) 등에 의해 인체내에 산출된 독소(毒素).
내부적 스트렛사	① 심노적자극(心勞的刺激)＝대인관계(對人關係), 사회생활 등의 곤란에 의해 생긴 악영향의 축적 및 타인의 언동 등에 의한 정서적(情緒的), 정신적자극(精神的刺激), 노여움, 초조, 불안, 공포, 증오, 긴장 등 ② 신노적자극(身勞的刺激)＝전근(轉勤), 철야(徹夜) 마작, 심야공부, 불규칙적인 식사 등 생체의 리듬을 어지럽히는 것에서 생긴 악영향. 시차병(時差病)등도 여기에 해당하는 것이라고 생각한다.

사실 아래의 표는 셀러리맨의 정신적 피로와 스트레스의 실감을 조사한 것이지만 70% 가까운 사람이 스트레스 상태를 느끼고 있다.

그러나 반면 약 13%의 사람은 거의 스트레스를 느끼지 않는 것으로 조사 결과에 나타나 있다. 모든 사람이 스트레스를 받고 있으면서도 스트레스 증상이 되는 사람과 되지 않는 사람이 있다는 것도 알아두자.

이상의 결과에서 말할 수 있는 것은 스트레스 그 자체가 유해(有害)한 것은 아니고 '당사자의 스트레스에 대한 적응력의 여부가 스트레스를 유해하게 만드는 것이다'라고 말할 수 있다. 여기에 대하여 한스 세리에는 다음과 같이 말하고 있다.

'스트레스의 메카니즘을 배우고 이것에 대응한 인생의 태도를 조절하여 스트레스에 효율적으로 대처하고, 디스트레스(나쁜 스트레스)를 유우스트레스(좋은 스트레스)로 바꾸는 자세를 얻는 것이다.'

스트레스가 피할 수 없는 것인 이상 그것을 심신의 활성으로 전화(轉化)시키기 위해 최대한의 가치전환을 꾀하라는 셈이다.

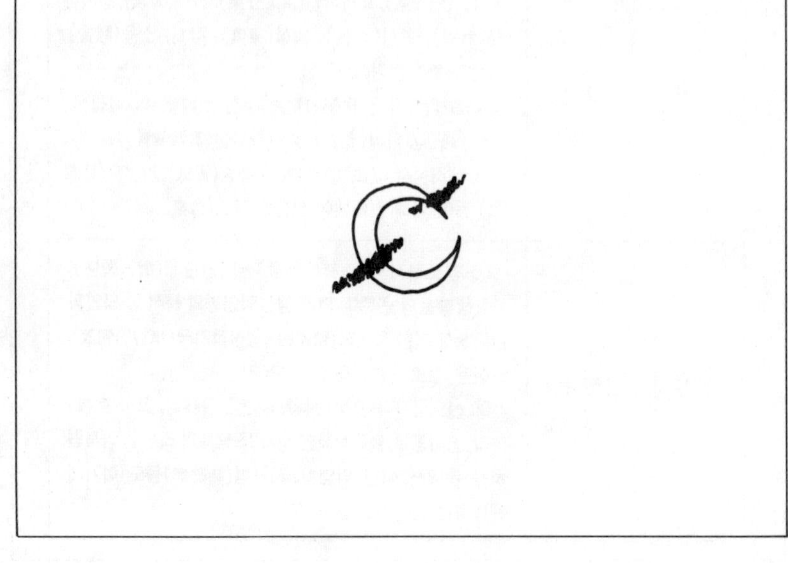

② 이것만은 알아두자

이런 사람이야말로 스트레스에 빠지기 쉽다

스트레스에 위협받기 쉬운 4가지 타입

지금까지 보아온 것같이 스트레스 그 자체가 유해하게 되는 것은 그 사람의 적응력이 결핍되어 있기 때문이다.

그러면 적응력이 결핍되기 쉬운 사람, 결국 스트레스에 지기 쉬운 사람에는 어떤 타입이 많은 것일까. 각기 예를 들어보자.

착실하고 고지식한 타입

스트레스에 지기 쉬운 사람 중에서 가장 많은 것이 이 타입이다.

착실하고 고지식한 사람은 성격적으로 완전주의자(完全主義者)가 많고, 적당한 선에서 타협할 줄 모른다. 정의감(正義感)과 책임감(責任感)도 강하고, 노력가(努力家)이기도 하다. 남에게서 부탁받은 일을 거절할 수 없고, 전부 자신이 짊어지고 만다.

이러한 타입의 사람에겐 정신적 긴장이라는 스트렛사가 끊임없이 쌓이게 되고, 결국 스트레스를 느끼는 일이 많아지는 것이다. 더구나 조금만 잘 되어가지 않으면 불안에 빠지고, 그것이 계속되면 불안감과 불면 등의 스트레스 상태에 빠지는 것이다.

내면적으로 점잖은 타입

내면적으로 점잖은 타입의 사람은 싫은 일을 확실히 끊지 못하기 때문에 쌓이는 스트레스로 괴로워하는 경우가 많다.

일이 끝나고 곧바로 집으로 돌아가고 싶은데도 한 잔하자고 권하면 '노—'라고 하지 못한다. 배가 부른데도 괜찮다고 말하지 못해 전부 먹어 버린다. 그래서 뒤에 끙끙 괴로워하거나 자기염증에 빠지거나 하는 일이 많은 것이다.

언제나 이런 상태다,라고 느끼는 것이 점차 축적되어 스트레스 증상으로 진전되는 것이다.

완고하고 엄격한 타입

'지각하는 따위는 어떻게 된 것인가. 자네는 안돼', '내가 말하는 대로 하면 돼' 무조건 이런 말을 사용하는 사람이 있다. 이런 타입의 사람도 스트레스가 쌓일 후보자이다.

완고하고 엄격한 사람은 어떤 일에 대해서든 타인의 실패가 허용되지 않는다. 사람이 실수하면 곧 각하하지만 그 화가 스트렛사가 되고 스트레스 증상을 일으키는 것이다.

사서 하는 고민이 많은 타입

사서 하는 고민이 많은 사람은 언제나 마음이 불안한 상태이다. 저것은 잘 되어 갈 것인가, 이것은 괜찮을까 라고 마음이 쉴 틈이 없다.

불안은 스트레스 상태를 불러 일으키는 중요한 원인의 하나이다. 사서 고민하는 사람은 언제나 불안이라는 스트렛사에 위협받고 있는 것이다.

스트레스에 지기 쉬운가 어떤가를 아는 자기 진단 테스트

먼저 다음의 표를 보라.

이것은 '교류분석(交流分析)'이라 불리는 치료에 사용되는 자기 성격 진단법이다.

교류분석에 대해서는 또 장을 달리하여 자세히 설명하겠지만, 이 표의 특징은 자기가 스트레스에 지기 쉬운가 어떤가를 알 수 있도록 된 것이다. 말하자면 일종의 '자기 진단 체크 리스트'라고도 할 수 있으므로 각기 질문에 답하여 그 점수를 아래와 같이 그래프 (이것을 에고그람이라고 한 다)로 나타낸다.

무엇보다도 당장 자신에게 시험해 보라. 그리고 자신이 만든 그래프가 이상적인 에고그람과 비교하여 다음과 같은 특징이 있으면 당신은 스트레스에 지기 쉬운 타입이라고 할 수 있다.

● 부친적(父親的) ⓟ가 극단적으로 높은 사람 / ● 자유로운 ⓒ가 낮고, 순응하는 ⓒ가 높은 사람.

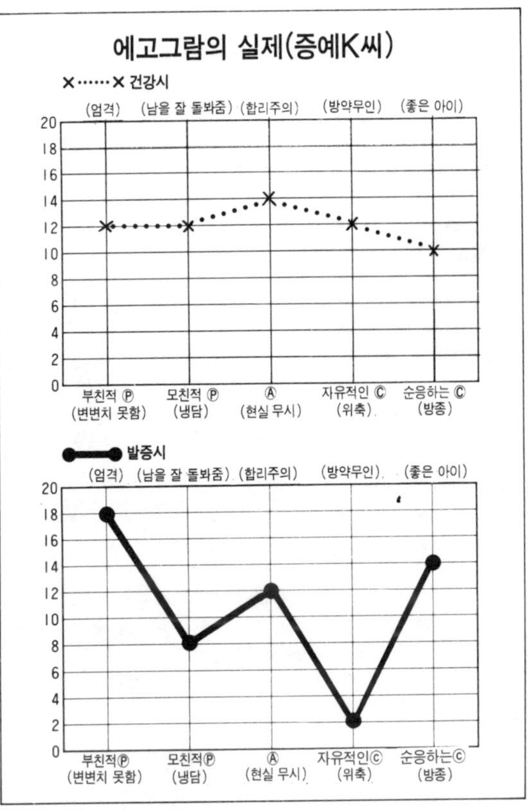

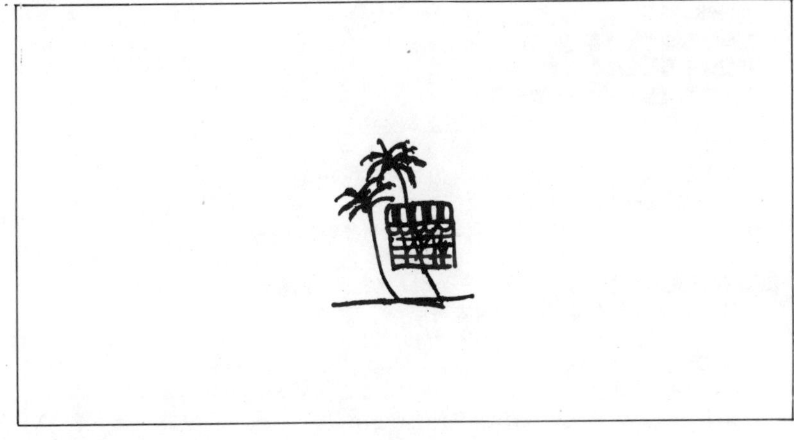

스트레스에 지기 쉬운가 어떤가를 알 수 있는 성격진단법

다음 질문에 예(○), 어느 쪽도 아니다(△), 아니오(×)와 같이 답하시오.

■부친적(父親的) Ⓟ( )점
① 아이나 부하가 잘못 했을때, 곧 힐책하는가 ·· ( )
② 당신은 규칙을 지키는 데 엄격한 편인가 ··· ( )
③ 요즘 세상은 아이를 너무 응석부리게 기른다고 생각하는가 ················ ( )
④ 당신은 예의 , 작법에 번거로운 편인가 ·· ( )
⑤ 남의 말을 가로막아 자기의 생각을 논하는 일이 있는가 ····················· ( )
⑥ 책임감을 남에게 강하게 요구하는가 ··· ( )
⑦ 작은 부정이라도 대강 얼버무리는 것을 싫어하는가 ······················· ( )
⑧ ‘나쁘지 않아’ ‘~하자 않으면 안돼’라는 식으로 자주 말하는가 ··········· ( )
⑨ 당신은 항상 진보를 위해 눈에 띄게 노력하지 않으면 만족하지 않는 편인가 ······· ( )
⑩ 때로는 아이(또는 부하)를 스파르타식으로 가르칠 필요가 있다고 생각하는가 ······ ( )

■모친적(母親的) Ⓟ( )점
① 당신은 남이 길을 물을 때 친절하게 대답하는가 ······························· ( )
② 부탁받으면 대개는 받아들이는가 ·· ( )
③ 당신은 남이 한턱 내는 것을 좋아하는가(예 : 먹는 것, 마시는 것) ········· ( )
④ 아이나 부하를 자주 칭찬하거나, 격려해주는 편인가 ·························· ( )
⑤ 타인을 보살펴 주는 것을 좋아하는가(예 : 중매인) ····························· ( )
⑥ 상대의 결점보다도 장점을 보는 편인가 ··· ( )
⑦ 당신은 아이의 공부를 자주 돌보아 주는 편인가 ······························· ( )
⑧ 아이나 부하의 실패에 관대한가 ··· ( )
⑨ 당신은 융통성이 있는 편인가 ··· ( )
⑩ 경제적으로 여유가 있다면 미아를 데려다가 키우고 싶다고 생각하는가 ············ ( )

■Ⓐ( )점
① 당신은 매일 영양을 생각하면서 식사를 하는가 ································· ( )
② 아이나 부하를 혼내기 전에 그 사정을 조사하는가 ···························· ( )
③ 타인의 의견을 찬부 양론을 듣고 참고하는가 ···································· ( )
④ 일을 능률적으로 척척 해치우는 편인가 ··· ( )
⑤ 당신은 책을 자주 읽는 편인가 ·· ( )
⑥ 아이나 부하를 교육시킬 때, 감정적으로 되는 편인가 ························· ( )
⑦ 사물은 그 결과까지 예측하여 행동에 옮기는가 ································· ( )
⑧ 아이 앞에서는 부부싸움을 그만두려고 하는가 ································· ( )
⑨ 컨디션이 좋지 않을 때는 자중하고 무리하지 않는가 ·························· ( )
⑩ 트러블이 생긴 때는 관계자와 냉정하게 서로 이야기를 나누는가 ··········· ( )

■자유적인Ⓒ( )점
① 기쁠 때나 슬플 때 얼굴이나 동작에 바로 나타나는가 ························ ( )
② 당신은 남 앞에서 노래 부르는 것을 좋아하는가 ······························· ( )
③ 말하고 싶은 것을 사양하지 않고 말할 수 있는가 ······························ ( )
④ 자신의 형(型)에 구속받지 않는 창조적인 사람이라고 생각하는가 ·········· ( )
⑤ 갖고 싶은 것을 손에 넣지 않으면, 불만인 편인가 ····························· ( )

⑥ 당신은 멋을 좋아하는가··( )
⑦ 아이와 함께 흥겨운 나머지 도에 지나치게 노는 것을 좋아하는가 ···············( )
⑧ 만화책을 읽으면 즐거운가···( )
⑨ '저런', '대단하다', '멋있다'등의 감탄사를 자주 사용하는가····················( )
⑩ 아이나 부하에게 농담을 하거나 놀려주는 것을 좋아하는가 ·····················( )

■순응하는 ⓒ( )점

① 당신은 너무 사양하는 경향이 있어서 소극적인 편인가····························( )
② 우울하거나 죄악감에 젖는 편인가 ···( )
③ 언제나 무리를 하여 남에게 자주 생각될 정도로 노력하는가····················( )
④ 당신은 열등감이 강한 편인가 ··( )
⑤ 매일 평온하지만 가끔 대단히 짜증나는가 ··( )
⑥ 남의 안색을 보고 행동을 취하는 버릇이 있는가····································( )
⑦ 무엇인가 할 경우 친한 사람이 말하는 것에 쉽게 영향받는 편인가 ·············( )
⑧ 아이나 상사의 안부를 묻는 경우가 있는가 ··( )
⑨ 싫은 일을 싫다고 말하지 못하고 받아들여 버리는 일이 많은가 ················( )
⑩ 내심으로는 불만이지만, 표면으로는 만족한 듯이 행동하는가 ··················( )

○: 2점 △: 1점 ×: 0점

에고그람

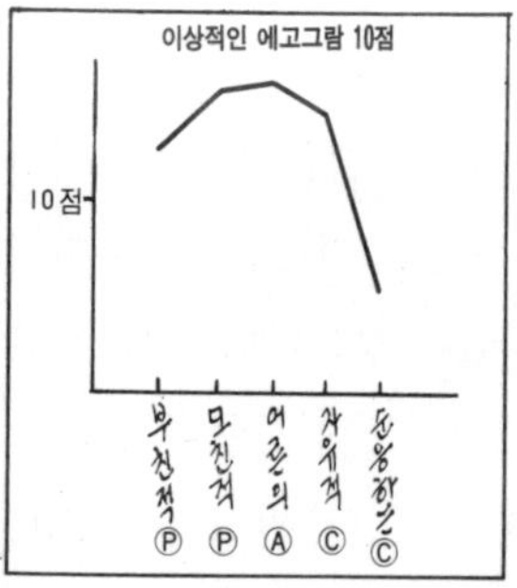

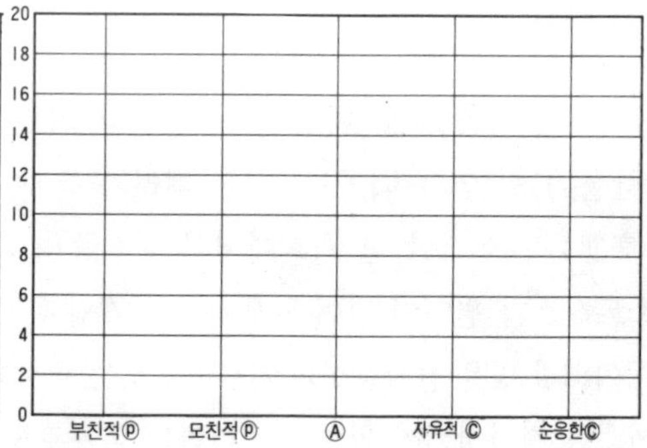

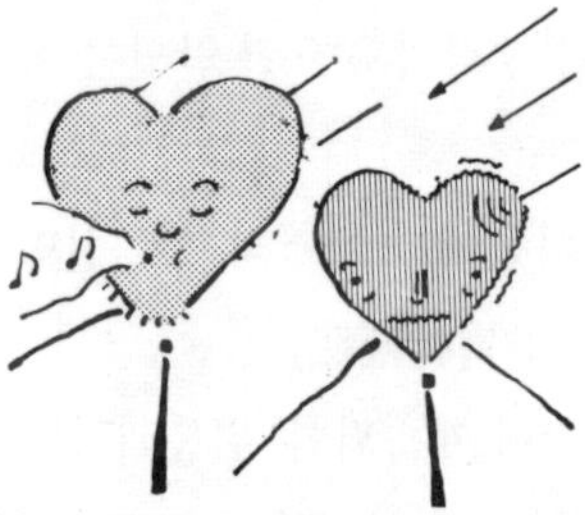

③ 이것만은 알아두자

스트레스는 전신의 병에 이러한 악영향을 미친다

'심신증(心身症)'은 이런 병

흔히 '병은 기(氣)에서' 라고 한다. 확실히 관리직이 된 것만으로도 셀러리맨이 심신발작(心身發作)을 일으켜 쓰러지거나, 수험에 실패한 학생이 위궤양을 일으키는 것에는 '기(氣)'-정신적인 스트레스가 크게 관계된다고 할 수 있다.

이와같은 증상을 이 책에서는 '스트레스증'이라 한다. 그러나 전문가 사이에서는 실제로 어디에나 있는 병이다.

'신체증상을 주로 하지만 그 진단과 치료상의 심리(心理)·사회적 (社會的)인 인자(因子)에 의한 배려가 특히 중요한 의미를 갖는 병태 (病態)'라는 것이 한 학회에서의 심신증(心身症) 정의이다. 그러므로 스트레스가 원인이 되어 일으키는 위궤양과 고혈압도 심신증이 된다.

이러한 병은 신체증상의 치료만으로는 치료할 수 없다. 원인이 된 스트레스를 경감시키기 위하여 심리면의 어프로치가 필요하다. 마음과 몸의 양방에서 치료와 예방을 생각치 않으면 안되는 병-그것이 스트레스증이고 심신증인 것이다.

대표적인 심신증은 다음에서 개괄적으로 설명해 보겠다.

신경성위염(위신경증 : 胃神經症)

불안과 정신적인 긴장이 계속되면 위통과 위가 거북한 것을 호소하는 사람이 많은 것 같다.'문제가 속출해서 위가 아프게 되는 것 같은 회의였다.' '갑자기 소화가 안 되고 무엇 때문인 줄은 몰라도 위가 메스메슥거려 왔다' 등 이런 말들을 자주 들어왔다.

이러한 위의 불쾌감은 스트레스가 방아쇠가 된 것이라고 할 수 있겠다. 위와 같은 증상은 끊임없이 위가 거북해서 언제나 기분이 밝지 못하다.

내시경(內視鏡)과 X선검사에서도 특히 위의 이상을 발견할 수 없는 경우 '신경성위염', '위신경증' 등으로 검진된다. 또한 '자율신경 실조증(自律神經失調症)'의 걱정도 있다.

위 · 십이지장(十二指腸)궤양

신경성 위염과 함께 대표적인 스트레스증이다.

순수하게 생리적(生理的) 혹은 화학적(化學的)인 요인으로 일어나는 궤양은 오히려 적고, 위 · 십이지장궤양의 40~60%에는 정신적인 요인이 관련된다고 한다. 산에서 조난당했을 경우,정신이 극한상태에 놓여졌을 때 '갑자기 위에 구멍이 났다'라는 말도 결코 지나친 표현은 아니다. 그 정도로 소화기기능(消化器機能)은 정신상태에 좌우되기 쉬운 것이다.

한편 그 정도로 극단적인 경우가 아니더라도 수험생 · 관리직 · 마감에 쫓기는 신문기자 등 스트레스가 쌓이기 쉬운 입장에 있는 사람에게서 자주 눈에 띄는 증상이다.

또 인간관계의 부조화 등 환경에 적응하기 어려운 경우에 일으키는 일도 있다. 고부간의 갈등으로 일으킨 궤양은 그 대표적인 것이다.

스트레스증으로서 위 · 십이지장궤양은 약만으로 치료하기는 어렵고 또 재발하기 쉬운 것이다. 대출혈을 일으키는 것같은 중독 증상은 드물게 있으나, 경시해서는 안된다. 현대에도 생명을 앗아가는 일이 있다.

스트레스로 궤양이 된 경우는 식사요법(食事療法)과 궤양약을 복용하는 것만이 아니라 자율훈련법 (自律訓練法) 등에 의한 릴렉션도 필요하다. 포인트는 궤양을 일으킨 심리 · 사회적인 요인의 해결에 따른 것이다.

궤양은 환경에 적응하려고 필요 이상으로 힘쓰는 타입의 사람에게 많이 보인다. 일을 잘 소화시키고 대인관계도 양호하지만 이 때문에 끊임없이 긴장하고, 주위에 신경을 써서 점점 스트레스에 빠져버리는 것은 아닌가.

과민성장관 증후군 (과민성대장 : 過敏性 大腸)

장기간에 걸쳐서 설사와 변비를 되풀이하거나 복통과 복

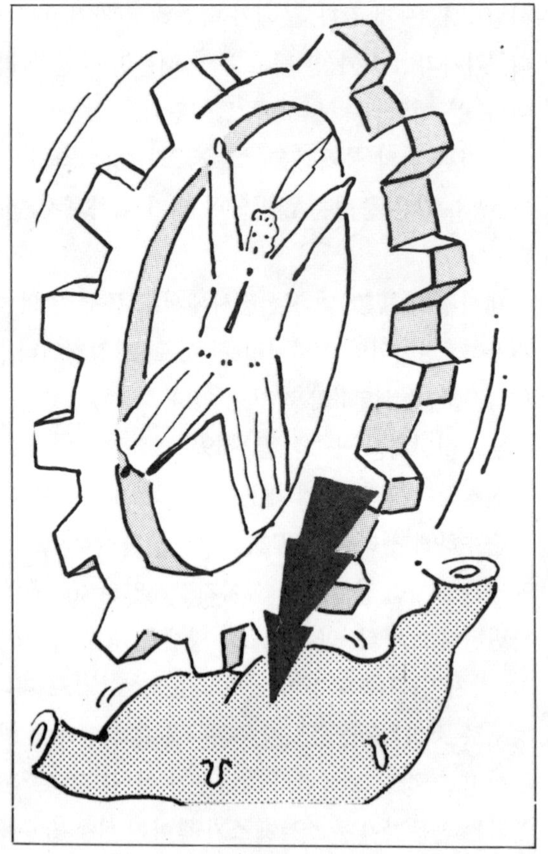

부의 팽배감이 계속될 경우 먼저 이 병을 의심해 볼 필요가 있겠다.

아침에 학교나 회사에 갈 무렵이 되면 복통을 일으킨다든가, 시험이나 면접하기 전에 갑자기 배변이 보고 싶은 것도 이 증상의 하나이다. 복통과 변통(便通)의 이상만이 아니고 동계(動悸), 발한(發汗) 등의 자율신경 실조증이 나타나는 일도 있다.

변통의 이상에서 이 병의 증상을 설명하면 다음의 세 가지 타입으로 나눌 수 있다.

먼저 만성적인 설사가 계속되는 타입으로, '신경성 설사'라고도 한다. 긴장하거나 식사를 하면 바로 복통을 동반한 변의(便意)가 있는 것이다. 갑자기 심하게 변의를 초래하므로 화장실이 없는 차 등에 타거나 알지 못하는 곳에 가는 것이 불안하게 된다.

다음은 '경련성 변비'라고도 하는 변비형 타입으로 가늘고 작은 변과 대굴대굴한 딱딱한 변이 조금씩 나오는 것이 특징이다. 배변을 해도 복부에 통증과 불쾌감이 있고 변이 남아 있는 것같은 기분이다.

마지막으로 설사와 변비를 되풀이하는 타입이다.

쉽게 치료되기 어려우므로 암이 아닌가 라고 고민하는 사람도 많고, 증상이 점점 악화되는 사람도 많다. 또 배변의 실패를 두려워해서 식사제한을 하여 대단히 야위어가는 사람도 있다.

자율신경 실조증(自律神經失調症)을 일으키는 여러가지 증상

① 순환기(循環器 : 심장 · 혈관)
협심증 · 동계 · 숨이 차다 · 흉내고민(胸內苦悶) · 부종감 · 부정맥 · 혈압 상승 · 빈맥(頻脈)

② 호흡기(기도 · 폐)
호흡 곤란 · 한숨 · 흉통 · 기침 · 후두이상감(喉頭異常感)

③ 소화기(식도 · 위 · 장)
악심(惡心) · 구토 · 심와부통 · 복부 팽배감 · 식도협착감

④ 피부
발한(發汗) · 냉한(冷汗) · 두드러기 · 지각이상

⑤ 근육
떨림 · 어깨 결림 · 배통(背痛) · 요통(腰痛) · 사지통(四肢痛)

⑥ 감각기(눈 · 귀)
안정피로(眼精疲勞) · 귀울림

⑦ 방광 · 직장
잔뇨감(殘尿感) · 빈뇨(頻尿) · 배뇨통(排尿痛) · 변의촉박(便意促迫)

⑧ 두부감각(頭部感覺)
두통 · 두중(頭重) · 어지러움 · 흥분

⑨ 전신성수소(全身性愁訴)
전신 권태감 · 피로감 · 이피로성(易疲勞性) · 열감(熱感) · 냉감(冷感) · 냉증

⑩ 불면

그러나 식사에 대해서는 그다지 신경질적이 될 필요가 없다. 아주 찬 음식이나 자극물, 알콜을 삼가고 변비 타입일경우는 야채 등 섬유질이 풍부한 음식을 적극적으로 취하는 배려로 충분하다. 오히려 문제가 되는 것은 등교거부아(登校拒否兒)와 같이 복통과 설사를 이유로 싫은 것, 괴로운 것에서 도피하려는 마음인 것이다.

이 병은 수술로는 치료가 불가능하다. 수술을 잘못 받으면 오히려 증상이 악화되어 몇번이나 수술을 다시 받는 일도 있음직하다. 진단할 때에는 증상을 숨김없이 정직하게 의사에게 전하는 것이 치료하는데 제일보(第一步)가 되는 것이다.

자율신경 실조증(自律神經失調症)

의사가 '자율신경 실조증'이라고 진단한 사람은 결코 많지 않지만 그 증상은 여러 갈래로 나뉘어져 있다.

검사를 받아도 기질적(器質的)인 이상은 눈에 띄지 않는데도 일어날 때 어지러움이나 현기증을 느끼고 돌연 심하게 동계나 흉통(胸痛)이 덮친다, 흥분과 냉이 있고……
등 원인을 알 수 없는 전신의 소위 '부정수소(不定愁訴)'로 이 병명이 붙여졌다.

인간의 몸은 교감신경(交感神經)과 부교감신경(副交感神經)이라는 2개의 자율신경의 활동에 의해 호흡·순환·생식 등의 기능을 조절한다. 이 조절의 밸런스가 무너지면 '자율신경실조증'이라 하는 여러가지 증상이 나타나는 것이다.

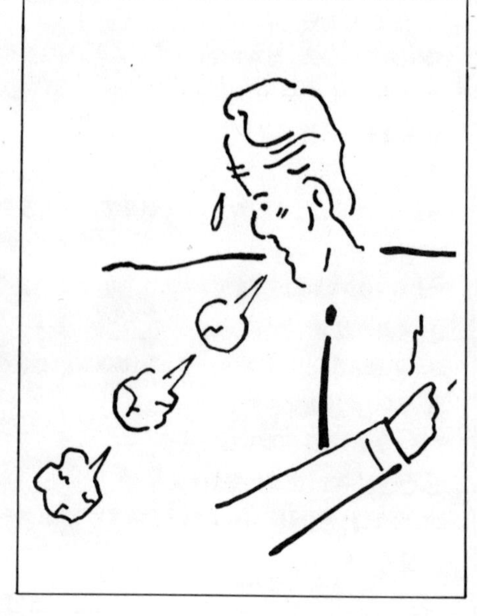

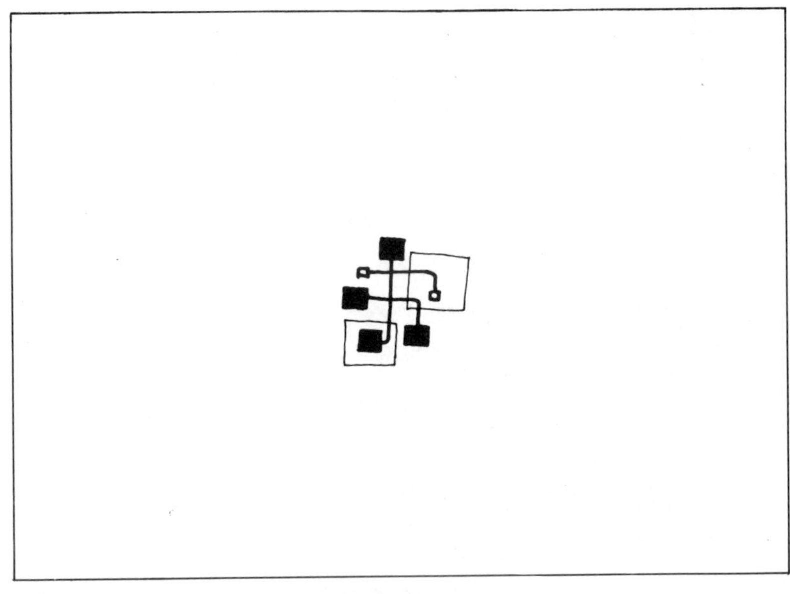

　자율신경은 스트레스의 영향을 받기 쉬어 곧 신체에 증상을 나타낸다. 증상에 대응하여 장기(臟器)에는 기질(器質)적인 변화가 없는데도 신체증상을 호소하는 것이다. 예를들면 동계나 숨쉬기 힘든 괴로움을 호소하는 '심장신경증(心臟神經症)' 등도 자율신경 실조증인 경우가 적지 않다.

허혈성 심장병(虛血性心臟病)

　큰 슬픔이 덮칠 때 '가슴이 조이는 듯한 느낌이 든다' 등과 같은 스트레스는 심장에도 영향을 미친다. 이것은 심장을 감고 있는 관상동맥(冠狀動脈)이 스트레스에 반응하기 때문이다.

　이 관상동맥에 동맥경화(動脈硬化) 등의 병을 일으키면 심장의 근육에 순환되는 혈류(血流)가 감소하거나 중도에서 끊어져버리게 되어 있다. 이 상태를 심근허혈(心筋虛血)이라 하고 허혈에 의해 일어나는 '협심증(狹心症)', '심근경색(心筋梗塞)'등이 '허혈성심장병(虛血性心臟病)'이다.

① 협심증(狹心症)

관상동맥의 연축(攣縮)과 혈전(血栓)에 의해 심근을 흐르는 혈액이 감소하고, 심근에 산소 부족을 초래하면'협심증'이라 불리는 심한 가슴의 통증이 엄습한다.

협심증은 스트레스로 인한 경우가 그다지 많지는 않다. 그러나 재발작에는 꽤 비중이 큰 스트레스가 관계하고 있다고 생각할 수 있다.

스트레스가 교감신경(交感神經)을 흥분시켜 부신기능(副腎機能)을 높이면 부신 등에서아드레날린과 놀아드레날린이라는 화학물질이혈액중에 분비된다. 이 물질이 관상동맥을 연축시켜 협심증을 일으키는 것이다.

② 심근경색(心筋梗塞)

심근의 허혈이 중독(重篤)되어 심근에 괴사(壞死)를 초래하는 상태를 '심근경색(心筋梗塞)'이라 한다. 스트레스와의 관계는 협심증과 마찬가지라고 할 수 있다.

또 스트레스에는 혈액을 응고시키는 기능을 촉진시키는 작용과, 혈중 콜레스테롤을 늘리는 동맥경화를 초래하는 작용이 있다. 동맥경화는 혈전을 만드는 요인이 되고 나아가서는 심근경색을 일으킨다. 이와같이 스트레스는 직접적으로든 간접적으로든 허혈성 심장병의 요인이 되는 셈이다.

최근에는 한창 일할 30대, 40대에도 심근경색이 늘고 있다고 한다. 이것은 역시 이 병에 스트레스가 크게 관계하고 있기 때문이다. 고지식하게 업무에 열중인 소위 '일중독'인 사람들의 주의가 필요하겠다. 일에 대한 자세와 생활습관을 직시해 보는 것도 중요하다.

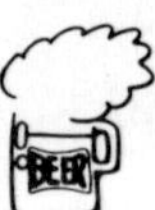

④ 이것만은 알아두자

스트레스로 발생하는 신경이 쓰이는 마음 병

정신과의 치료가 필요한 마음의 병

마음의 병에는 '신경증(노이로제)', '조울증', '정신분열증' (소위 정신증) 등이 있다.

가벼운 증상의 신경증과 우울증은 일반의 내과와 심료내과(心療內科)에서 충분한 치료를 받을 수 있으나 정신분열증은 역시 정신과·신경과의 전문적인 치료를 필요로 한다고 말할 수 있겠다.

조기발견, 조기치료 하도록 정신과에서 취급하는 마음의 병에 대해 간단히 다루어 보도록 하자.

신경증(神經症 : 노이로제)

신경증은 그 증상과 상태에 의해 '불안신경증(不安神經症)', '히스테리', '심기증(心氣症)', '강박신경증(強迫神經症)', '이인증(離人症)' 등으로 나눌 수 있다. 어느 경우나 정신적인 원인이 눈에 뜨이고 다른 신체적인 병인(病因)은 없는 것이 특징이다.

불안신경증(不安神經症)

막연한 위기감과 죽음을 예상하여 갑자기 동계, 냉한(冷汗), 떨림 등의 증세가 일어나는 병이다. 이 불안은 눈앞의 확실한 위기 뿐만 아니라 '무엇인가 일어날지도 모른다'라는 예상도 포함이 된다. 예를 들어 좁은 곳에 틀어박히게 되면 그것만으로 발작을 일으키는 경우도 있다.

불안이 심해 공포감이 있는 경우는 공포신경증(恐怖神經症)이라 부른다.

히스테리

사소한 일로 울부짖거나 화풀이를 하는 일을 '히스테리 부린다' 이라 하지만 의학적으로는 적합한 의미와 조금 차이가 있다. 괴로움이나 갈등이 있을 때, 욕구나 희망이 만족되지 않을 때 무의식중에 병으로 도망치는 것이 '히스테리'이다.

감정의 기복이 심하고 미숙한 성격의 사람에게 일어나는 일이 많은데, 그 증상으로는 서지 못하고 걷지 못한다. '얼굴을 찡그리다가 같은 발작이 나타난다' '눈이 보이지 않는다', '귀가 들리지 않는다', '호흡하기 괴롭다'등이 있다. 어느 증상이나 과장되고 암시에 의해 변화하거나 하는 것도 특징이다.

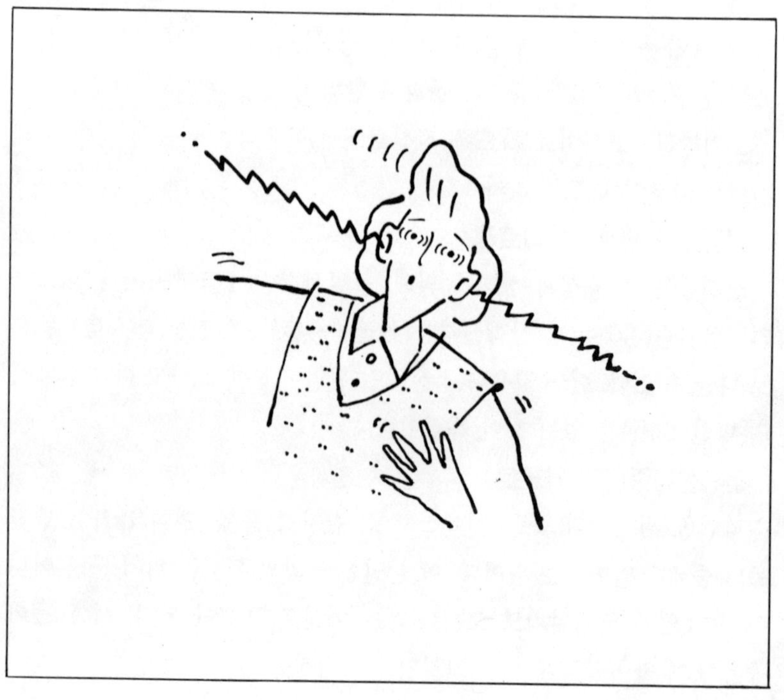

심장신경증(心臟神經症)

허혈성 심장병과 같이 동계, 숨이 참, 흉통, 어지러움이라는 증상을 일으켜 구급차로 병원에 실려가지만 정밀검사를 해도 심장과 그외의 내장기관에는 아무런 이상을 발견할 수 없다.

이와 같이 증상은 있어도 심장 그 자체는 건강할 때의 대부분이 '심장신경증(心臟神經症)'이다.

아는 사람이 심장병으로 죽었을 때 '나도 심장병이 아닐까……'라고 불안할 때가 자주 있다. 이러한 불안감이 심장신경증을 일으킬 수도 있다. 또 피로할 때 커피나 알콜류를 마셔서 때때로 동계가 심하게 되어 강한 불안에 떨게 되고 발증(發症)하는 사람도 있다.

히스테리타입으로 심장병 증상이 있을 때는 환자의무의식레벨의메카니즘이 움직인다. 결국 자신이 심장병이 되면 주변인이 자신에게 관심을 갖는다, 중요한 일에서 도망갈 수 있다……라는 상태이다.

또 억압된 무의식의 갈등이 신체증상으로 나타나는 경우도 있다. 환자는 무의식중에 병을 핑계로 괴로운 현실에서 도주하려는 것이다.

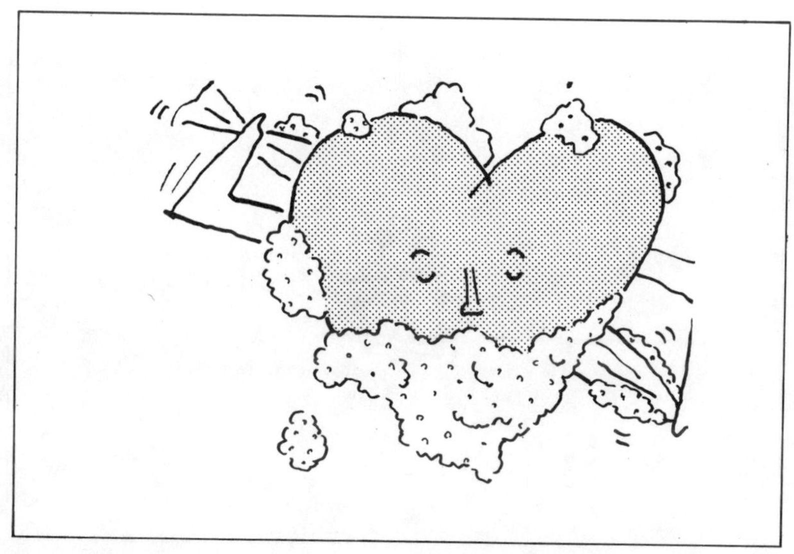

대체로 이와같은 환자는 자기에게는 중한 심장병이 걸렸다라는 생각에 빠져 있다. 그러므로 의사나 주변인이 '심장병은 아니다'라고 말해도 쉽게 납득할 수 없다. 오히려 점점 불안하게 되어 증상을 악화시키는 경우도 있다.

여기에서 우리는 '의식'과 '셀프 컨트롤'이 중요하다는 것을 알았다. 증상에 대해서 납득할 때까지 설명을 하고 먼저 불안감을 제거시키도록 한다. 그런 다음, 마음의 릴렉션을 꾀하는 방법을 외워두도록 하자.

원형탈모증(圓形脫毛症)

어느날 아침 평소와 마찬가지로 거울을 보니 대머리가 되어 있는 것이 보였다. 원형탈모증(圓形脫毛症)은 이런 식으로 시작된다.

스트레스로 원형탈모증을 일으키는 것은 잘 알려져 있는 사실이다. 통증과 자각증상은 없지만 특히 여자는 미용상 대단히 큰 쇼크를 받는다. 그러나 대부분의 경우, 치료받지 않아도 자연히 치료된다.

단 중증인 경우 두발 전체가 빠지거나 체모(體毛)마저 빠지는 경우도 있다. 그러나 이것도 반드시 발모(發毛)하므로 비관할 것은 없다.

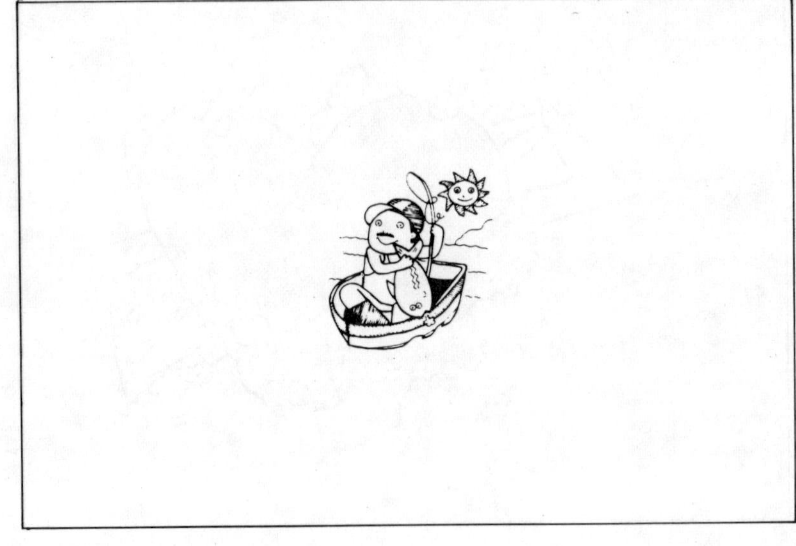

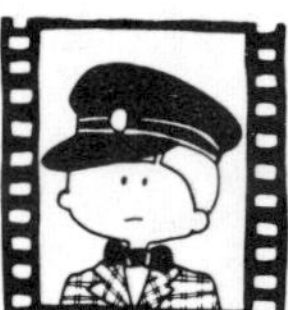

심기증(心氣症)

두통·빈혈·귀울림·위통·설사·변비·피로감 등의 신체적인 호소와 여기에 따르는 불안감과 불완전함이 주된 증상이 된다.

환자는 이들 자각증상을 자세히 관찰하고 여러가지 병명을 생각할 수 있다.

이렇게 되면 관심은 오로지 자신의 몸에 집중되고 중병(重病)이라는 집념에서 빠져나올 수 없다. 그러나 자존심도 남보다 배로 강하기 때문에 '이런 병만 아니면……'이라는 분함을 느끼고 이것이 점점 고통의 씨가 되어버리는 것이다.

강박신경증(強迫神經症)

스스로 생각해도 멍청하고 시시한 존재라고 알고 있어도 어느 하나의 생각이 걱정이 되어 가만히 있을 수 없다. 일이 손에 잡히지 않는 상태에 빠지고, 여기에서부터 빗나가기 때문에 어리석고 불합리한 행동을 하지 않으면 안된다. 이것을 강박신경증이라 한다.

강박신경증에는 여러가지 타입이 있는데, 예를 들어 외출할 때 전주의

수를 모두 세지 않으면 만족할 수 없다든가 책상 위의먼지를 털어내고 의자를 한번 두드리지 않으면 만족할 수 없다든가 하는 경우도 있다. 어떤 의미로는 주술과 징크스가 닮은 점도 있고, 또 이것을 누구라도 짐작할 수 있을 것이다.

단, 이 강박신경증이 주변인에게 폐를 끼치거나 자기 스스로 괴로워하는 것같이 되면 치료의 대상이 된다.

이인증(離人症)

생기 넘치는 사람같은 감정이 솟아나지 않고, 보는 것, 듣는 것을 척 알아차리지 못하는 상태를 이인증(離人症)이라 한다.

공복감도 없고 식사를 해도 만족감이 없으며, 맛도 알 수 없고 멋있는 경치를 보아도 아무런 감동도 없이 그림을 보는 것같은 마음이 든다. 요컨데 오감(五感)의 감각이 엷어진 상태이다.

조울증(躁鬱症)

조상태(躁狀態)에선 대단히 감정이 들뜨고 명랑하게 되어 모든 것을 낙관적으로 생각하게 된다. 한편 공격적이 되기도 하며 끊임없이 주변인에게 화풀이하여 충돌이 잦다.

울상태(鬱狀態)는 조상태와는 완전히 반대로, 기분이 가라앉고 무엇을 할 기분도 없고 몸의 컨디션이 나쁜 것을 호소하거나 하루종일 이불에 누워 있는 사람도 있다. 경우에 따라서는 자살의 위험성도 있다.

보통은 조와 울의 2개의기복이 반복하는 것이 특징이나 어느 하나만이 주기적으로 되풀이 되거나, 어느 하나만이 나타나기도 한다.

그러나 기복은 나타났다

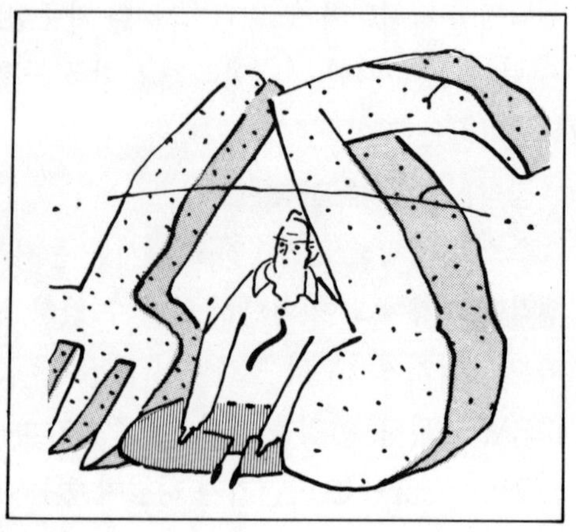

가 사라지는 것으로 그 점에서는 예상이 좋은 병이나 최근에는 만성화하는 용례도 많은데,난치(難治)일 경우에는 정신과에서의 전문적인 치료가 필요하다.

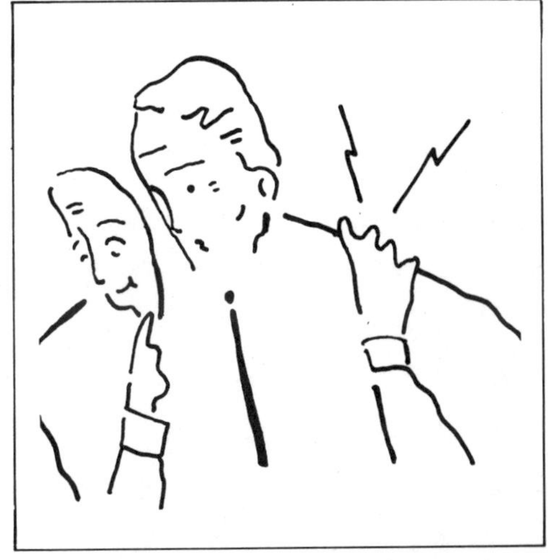

가면울증

최근 나타난 병명으로, 정신 증상은 가볍고 신체 증상이 전면에 나타나는 병이다. '우울이 배후에 숨어 있다'라는 의미로 이 이름이 붙었다.

가면울증은 어깨 결림, 두통, 현기증, 귀울림, 메스꺼움, 위신트림,동계 등의 신체증상이 강하게 나타나 불안감과 공포감, 열등감 등의 정신증상을 간과하기 쉬운 경향이 있다. 환자는 울감을 처음에는 자각하지 못하므로 내과나 부인과 등 일반치료과를 검진받는 일이 많은데, 검사해도 이상이 없기 때문에 초조해지기 시작한다. 그러나 울상태를 치료하면 여러가지 신체증상은 점점 나아지기 시작한다.

알콜 의존증

매일 만취하지 않으면 안된다는 사람들 중에서 가정생활과 사회생활에 지장을 초래하지 않는 사람들은 아무런 문제가 없다. 술을 마시는 것만으로 일도 하지 않고 폭력을 휘두르거나, '아내가 바람핀다'라는 의처증을 갖거나, 술을 마시지 않으면 환각과 떨림이 있는 경우가 알콜 의존증인 것이다.

똑같이 술을 마셔도 알콜 의존증이 되는 사람과 되지 않는 사람이 있다는 것은 어떻게 설명할 수가 없다. 자기 중심적이면서의존심이 강하고 의지가 약하여 자제심이 없는 사람이 음주할 기회가 많은데,이것이 발병의 계기가 되기도 한다.

정신분열증(精神分裂病)

정신분열증에는 보통 3가지 타입이 있다고 알려져 있다.

① 파과형(破瓜型)

파과(破瓜)라는 것은 청춘기라는 의미로 10대에서 20대에 걸쳐 발병하는 것이 대부분이다. 서서히 시작되므로 주변인은 쉽게 이상을 발견하지 못한다. 타인과 만나는 것을 싫어하여 집에 틀어박히기 쉽게 되고 중얼중얼 혼잣말을 하는 등의 증상을 나타낸다. 그리고 환각과 망상에 사로잡혀 '욕을 하고 있다', '사형을 당한다' 등의 생각으로 이상한 행동을 하는 일이 있다. 정신과에서의 전문적인 치료가 불가결하다.

② 긴장형(緊張型)

발병은 파과형과 마찬가지로 20세 전후가 많으나 이 형은 누구에게나 이상이 쉽게 발견될 수 있다. 어느날 돌연히 폭발하거나 이유없이 폭언을 하는 증상이 발견되기도 하고, 혹은 전혀 반대로 일점을 응시한 채 조금도 움직이지 않고 며칠이나 아무 것도 먹지 않고 말도 하지 않는 증상이 나타나는 일도 있다.

③ 망상형(妄想型)

망상을 주증상으로 한 분열증으로 '나를 가족이 죽일 것이다', '나를 고통스럽게 하는 전파가 있다'라는 피해망상과 '황태자와 혼인했다', '나는 나폴레옹의 손자다' 등의 혈통망상을 갖기도 한다.

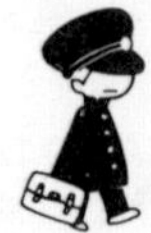

⑤ 이것만은 알아두자

병원에서는 이렇게 치료한다

먼저 무슨 과(科)에 가면 좋은가

여러분이 만약 동계나 숨이 차고 어지럽다면 제일 먼저 내과를 찾아가 진찰을 받을 것이다. 그리고 필요하다면 마땅히 정밀검사를 받게 된다. 그런 다음 원인이 규명되고 치료가 시작되는 것이다. 중한 심장질환이라면 외과수술을 받게 될지도 모른다.

스트레스증이라도 동계·숨이 찬 것과 같은 신체증상이 나타나면 그 순서는 위의 경우와 마찬가지다. 단, 원인이 스트레스에 의한 것이라고 판명되면 신경과(神經科)와 심료내과(心療內科)에서 전문적인 진단과 치료를 받기 바란다.

원래 일반적인 사람에게는 스트레스증인가 다른 병인가의 판단을 하기 어렵다고 생각한다. '위궤양 따위는 스트레스를 제거하면 치료된다'등과 같이 깔보고 제대로 치료를 받지 않는다면 점점 악화되어 대출혈이 될지도 모른다. 역시 증상이 나타나면 그 증상에 대응하는 과를 찾아가야만 하는 것이다.

그러면 어떤 증상이 어떤 과에 대응할까. 다음의 표를 보라. 한마디로 스트레스증이라고 말해도 이 정도의 증상이 있다.

심료내과는 스트레스증의 전문외래(專門外來)

진찰에 의해 스트레스증이라고 확인되면 심료내과(心療內科)를 소개시켜 주는 사람이 많을 것이라고 생각된다.

'심료내과(心療內科)'라면 어쩌면 처음 듣는 말일지도 모른다. 사회적 · 정신적 스트레스에 의해 몸에 나타난 병을 전문적으로 취급하는 영역, 다시 말하면 '스트레스증과(科)'라고도 말할 수 있다.

심료내과에서는 심신 양면에서 원인을 연구하여 심리치료와 내과적인 치료를 동시에 행한다. 그러므로 정신과 · 신경과와는 차이가 있다.

오늘날과 같이 의학이 진보해 전문화되면 병의 진단은 세분화되고 기기(器機)와 데이터에 의해 판단되는 경향도 나타나기 시작한다. 그러나 마음과 몸이 서로 밀접하게 영향을 미치고 있고, 데이터에는 나타나지 않는 '마음'과 '환경'도 포함해서 관리되지 않으면 안되는 스트레스증 등의 병이 늘어나고 있다.

심료내과(心療內科)는 역사가 짧은 영역이지만 그 범위와 역할은 점점 중시되고 있는 것이다.

심료내과에서 행하는 진찰과 치료

심료내과를 찾아간 환자는 먼저 신체 상태의 진찰과 불안과 울증 등의 정신상태를 진찰받는다. 물론 위궤양과 같이 실제적으로 일으키는 신체증상에 대해서는 대증요법(對症療法)도 행하고 약으로도 처방한다.

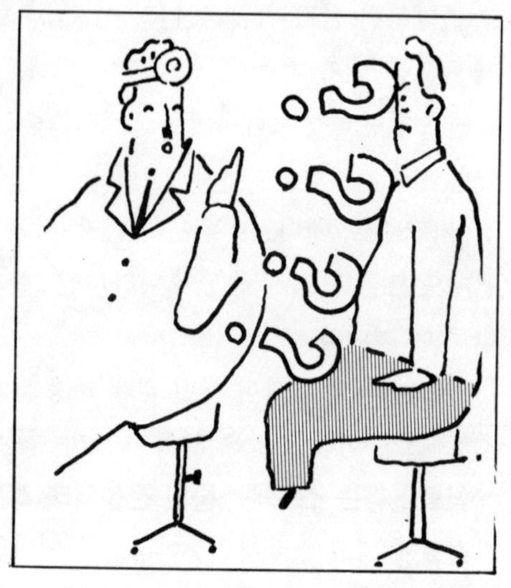

그리고 증상과 병에 대해 자세히 설명을 듣고 지식부족이나 오해를 해소한다. 특히 기관신경증과 가면울증 같이 신체증상이 강하게 나타나 본인이 중대한 병이라고 생각하는 경우는 '실은 본인에게 말할 수 없을 만큼 중

요한 것은 아닐까'라고 고민하거나 '이 의사는 나의 괴로움을 이해하지 못한다'라고 병원을 옮겨 전전하는 일이 자주 있다. 또 종교적인 신념과 미신 등으로 치료를 거부하는 일도 있다. 여기에서 의학적인 인식을 바르게 갖는 것도 치료의 한 방법이 되는 것이다.

심료내과에서는 스트레스에 대항해서 이길 수 있는 심신(心身)을 만들도록 성격과 환경, 인간관계의 개선 등을 꾀한다. 그 구체적인 방법은 다음의 '인식과 셀프 컨트롤', '심료내과에서 행하는 3대 치료법'으로 자세히 설명하겠다.

'인식'과 '셀프 컨트롤'이 치료의 기본

의사와 환자와의 관계는 지금까지의 의료에서는 의사가 환자의 병을 치료하든가 나쁜 곳을 제거하든가 하는 식으로 일방통행의 관계였다.

환자는 의사에게 모든 것을 맡기고, 의사가 결정한 대로 약을 먹고 의사가 명령한 규칙을 지키면 되는 것이다. 그리고 자기 스스로 나쁜 곳에 신경을 쓰거나 자신의 심신을 스스로 조정하는 노력도 필요치 않았었다.

그러나 스트레스증은 환자 자신이 자기의 몸과 마음을 돌보고 스스로 자신을 컨트롤하지 않으면 치료할 수 없다. 심료내과에서는 '인식'과 '셀프 컨트롤'이 치료상의 기본이 된다.

'인식'은 환자 자신이 스스로 심신의 문제점과 장점 · 단점을 알아 차려야 하는 것인데, 결국 '자기 자신을 안다'는 것으로 요약할 수 있다.

'셀프 컨트롤'은 자신의 심신을 스스로의 힘으로 조정하는 것으로 '자기 조정'을 의미한다. 그러므로 심료내과에서는 의사와 환자가 상하관계도, 일방통행도 아니다. 횡적으로 교류를 꾀하는 것을 기본으로 하는 셈이다.

환자는 의사의 어드바이스에 의해 자기 자신이 갖고 있는 건강한 부분과 병적인 곳을 알아 차려 자신의힘으로 건강을 회복하는 노력이 요구된다. 병을 의사에게 맡기는 것이 아니라 자기 스스로의 '의식'과 '셀프 컨트롤'로 건강을 회복시키는 것이다.

자신의 성격을 어떻게 컨트롤할까

그러면 그 정도로 '의식'과 '셀프 컨트롤'이 중요한 것일까.

스트레스증은 환자 본인의 마음 상태에도 원인이 있다. 아무리 의사 등의 의료 스탭진이 훌륭한 치료를 한다 해도 환자 자신이 병과 대처해서 싸우려 하지 않는다면 쉽게 효과를 올릴 수 없다.

자신이 왜 스트레스증의 위궤양에 걸린 것인가, 그 스트레스의 원인이 무엇인가, 어떻게 하면 그 스트레스에서 벗어날 수 있을까를 알아 생활습관과 정신상태를 개선하지 않는 한, 가령 일시적으로 증상이 멈추더라도 곧 재발해 버릴 것이다.

스트레스증에 걸린 사람은 책임감이 강하고 '일을 할 수 있다'라고 평가하도록 견디어 내는 자, 완전주의자에게 많은 것이다. 이러한 타입의 사람은 부하에게 일을 맡기지 못하고 모두 스스로 짐을 져버리는 것이다.

가령 누군가에게 맡겨도 만족할 수 없어서 스스로 다시 하는 일이 많을지도 모른다. 그렇게 되면 안절부절 못하는 것이 심해지고 스트레스가 쌓여버린다.

또 무슨 일이나 주의 깊게 행하고 몇 번씩 확실히 하지 않으면 만족할 수 없다 라는 신중함, 세심함을 갖고 있다.

혹은 언제나 자신이 중심이 아니면 만족할 수 없고 눈에 띄고 싶어하는 요소도 갖고 있다.

소위 '결벽증'인 사람, '신경질'적인 사람도 스트레스증에 걸리기 쉬운 타입이다.

어느 타입이나 요구 수준이 높고, 또 상처받기 쉬운 성격이라고 할 수 있다.

그러나 이런 성격이 반드시 단점은 아니다. 오히려 장점이 될 수도 있는 것이나 단지 과분한 스트레스를 가졌기 때문에 스트레스증이라는 증상이 나타나는 것이다.

물론 성격까지 쉽게 치료될 수 있는 것은 아니다. 그러나 그 성격을 잘 컨트롤할 수 있는 셈이다.

어떻게 하면 그 성격의 장점을 살려서 스트레스에 지지 않는 심신을 만들 수 있을까. 그 기술을 체득하기 위해서는 자기 자신을 알고 자기 조정의 방법 또한 터득하는 것이 필요하게 되는 셈이다.

의사는 신체 증상을 치료하면서 동시에 그 마음 상태를 바르게 인도하고 환자의 건강을 회복시키는 노력을 한다. 이 수단, 방법을 크게 나누어 보면 3가지이다. '자율훈련법(自律訓練法)', '행동요법(行動療法)', '교류분석(交流分析)'이라고 하는 것으로, 이것이 심료내과의 3대 요법으로 불리워지는 전문요법이다.

그러면 이 세 방법을 소개해 보겠다.

심료내과에서 행하는 치료의 3대 요법은

앞에서도 기술한 것과 마찬가지로 심료내과에서는 자율훈련법, 행동요법, 교류분석법이라 불리는 3개의 치료법을 기본으로 하고 '인식'과 '셀프 컨트롤'의 실현을 기하고 있다.

이 세개의 치료법은 확실한 요법으로서 오늘날과 같은 지위를 확립하기까지는 긴 역사가 있었다.

이 역사를 거슬러 올라가면, 자율훈련법은 18세기 오스트리아의 임상의(臨床醫)인 메스메르가 창안한 최면요법(催眠療法)에 이른다. 또 행동요법은 「파브르의 개」로 알려진 소련의 생리학자 파브르의 조건반사론(條件反射論)을 응용한 것이다. 그리고 교류분석은 프로이드의 정신분석 요법에 그 기초가 보여진다.

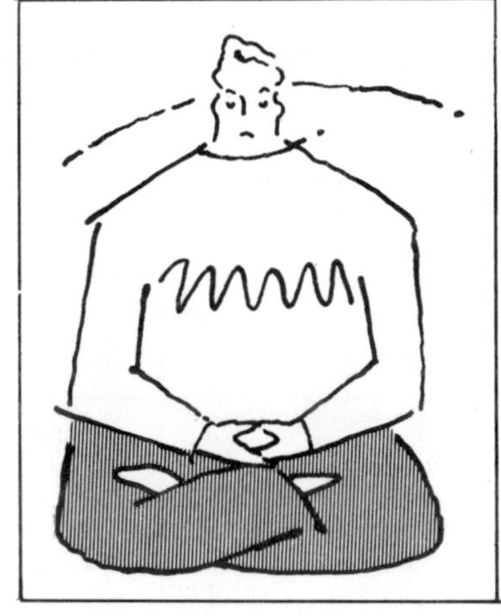

이런 증상, 병일 때는 이 과목(科目)에

내과(소화기)	위·십이지장궤양, 신경성 위염, 과민성 대장, 신경성 식욕부진증, 궤양성 대장염
내과(순환기)	본태성 고혈압증(本態性高血壓症), 저혈압, 협심증, 심장신경증, 부정맥, 빈맥, 심근경색
내과(호흡기)	기관지 천식, 과환기 증후군(過換氣症候群), 신경성 해수(神經性咳嗽), 공기 기아, 딸꾹질
내과(신·비뇨과)	야뇨증, 임포텐스, 신경성 빈뇨
내과(내분비)	비만증, 당뇨병, 갑상선 기능앙진증(昂進症), 신경성 식욕부진증
신경내과	두통, 자율신경 실조증, 현기증, 냉증, 만성피로
산부인과	월경 곤란증, 갱년기 장해, 불감증
피부과	신경성 피부염, 아트피성 피부염, 원형탈모증, 다한증, 만성 두드러기
정형외과	만성 관절류마티스, 전신성 근육 통증, 서경(書痙), 경완 증후군(頸腕症候群), 사고다발자(事故多發者)
치과	구취증, 치통증, 의치 신경증
이비인후과	메니에즈 증후군, 알레르기성 비염, 귀울림, 멀미, 목쉰 소리, 말더듬
안과	안정피로, 안검하수, 안검 케이렌
소아과	소아 천식, 기립성 조절장해(起立性調節障害), 가성빈혈(假性貧血), 심인성 발열(心因性發熱), 야경증(夜驚症)
수술후	복부수술후수소(腹部手術後愁訴), 빈회수술(頻回手術)

여러분도 이 3개의 치료법에 근간을 두고 치료한다면 스트레스에 강한 마음을 만들어 생활대책을 세울 수가 있을 것이다. 그 방법은 다음 장에서 설명하기로 하고 여기에서는 개략만을 정리해 보겠다.

마음의 긴장을 풀어주는 '자율훈련법'

이것은 자기 자신이 자기를 판단·조처하는 방법으로, 결국 셀프 컨트롤을 위한 트레이닝이다. 즉, 일종의 자기최면으로 심신의 긴장을 풀고 휴식을 꾀하려는 것이다.

최면요법은 타자(他者)최면과 자기최면의 2가지 방법이 있다. 타자최면은 치료자가 환자에게 암시를 주는 것에 의해서 긴장과 불안을 해소하고 심신의 증상을 제거하는 것이다. 예를 들어 혈관을 둘러싸고 있는 근육의 긴장을 제거하면 혈액의 흐름이 스무드하게 되고, 손발의 냉을 치료할 수 있다. 또한 심신의 긴장을 풀고 휴식을 취해 심호흡을 하면 심장의 움직임이 크게 된다라고 하는 효과가 있다.

반면 이것의 치료를 전문가가 아닌 환자 자신이 스스로에게 암시를 주어 심신의 긴장을 풀고 휴식을 취해 건강을 되찾는 방법이 자율훈련법이다.

지금까지의 나쁜 습관을 제거하기 위한 '행동요법(行動療法)'

파브르는 개에게 고기를 주면 침이 나오는 것을 주목하고 고기를 주기 전에 반드시 벨소리를 들려주기로 하였다. 그 결과, 개는 벨소리를 듣는 것만으로도 침을 분비한다는 사실을 알게 된 것이다. 이것이 조건반사(條件反射)이다.

조건반사의 메카니즘은 대뇌에 있어서 일시적인 결합이 형성된 것은 과학적·객관적으로 설명할 필요가 있고, 그렇게 되면 인간의 정신·심리작용도 과학적·객관적으로 해명할 수 있다 라고 파브르는 생각했다.

이것이 행동주의(行動主義) 심리학자(心理學者)들에게 받아들여져 하나의 치료법으로서 발전한 것이 행동요법이다.

행동요법이라 하면 어떤 행동을 하는 것으로 치료하는 방법이라고 생각하기 쉽다. 하지만 그렇지는 않다. 환자의 행동과 습관을 객관적으로 관찰하여 치료하려는 것이다. 과식에 의한 비만증의 치료를 예로써 설명해 보자.

스트레스증의 비만증이라는 것은 먹으면 살찐다고 하는 것을 알면서도 의지가 약해 너무 먹어 비만이 되고 마는 현상이다.

이러한 비만증에 대해서 행동요법으로는 '좀더 강한 의지를 갖고 다이어트하라' 등과 같이 환자의 성격에서 교정하려고 하지 않고, 오랜 기간의 잘못된 식습관을 고치려는 것으로 비만의 치료를 꾀한다.

어떤 경우는 자신이 얼마나 줄곧 먹고 있었는가를 객관적으로 모두 기록하는 것도 있다. 또 TV를 보면서 먹는 습관이 있으면 TV를 보면서 먹지 않는다 라는 조건을 붙이는 것으로, '~하면서 먹는다'를 금지하거나 허겁지겁 먹는 버릇을 고치기 위해 긴 젓가락을 사용하거나 한다.

과식 외에 끽연, 음주, 불면 등의 잘못된 습관을 고치면서 병을 치료해 가는 것이 행동요법이라 불리는 것이다.

행동요법의 구체적인 방법에는 오페란트 조건을 붙이면 계통적 탈감작법(系統的脫感作法)이라는 2개의 대표적인 실시법이 있으나 이것은 뒤에 설명하기로 하자.

정말 자신이 정확하게 파악하는 '교류분석(交流分析)'

신경증 환자를 상대로 최면을 연구·실천한 프로이드는 이윽고 최면과 암시에 의하지 않고도 환자를 정신적 스트레스에서 해방 시키는 방법을 발견했다. 그것은 환자에게 성장과정과 심리적인 갈등을 숨김없이 말하게하여 환자의 정신상태를 분석하고 치료하는 방법이다.

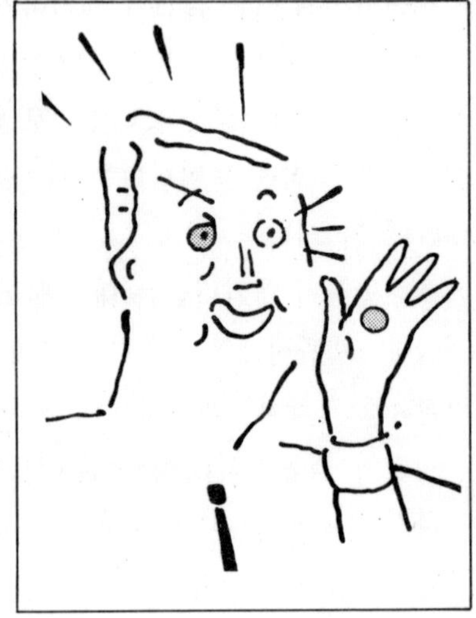

그는 이것을 정신분석(精神分析)이라 하였다.

이윽고 이 정신분석론에 자극을 받은 미국의 정신의학자 에릭 한이 분석에 의하지 않고 스스로 자신의 정신상태를 분석할 수 있는 방법을 확립하고,이것을 교류분석(交流分析)이라 하였다.

교류분석은 환자 스스로 마음의 상황을 분석하고,성격의 문제점과 악영향을 인식하여 자신과 남과의 교류 패턴을 분석하는 것으로,대인관계를 컨트롤하는 지혜도 부여된다.

이 '인식'을 실현하는 교류분석은 심료내과의 중핵(中核)을 이루는 것이다.

교류분석의 구체적인 방법도 별항에서 자세히 설명하겠다.

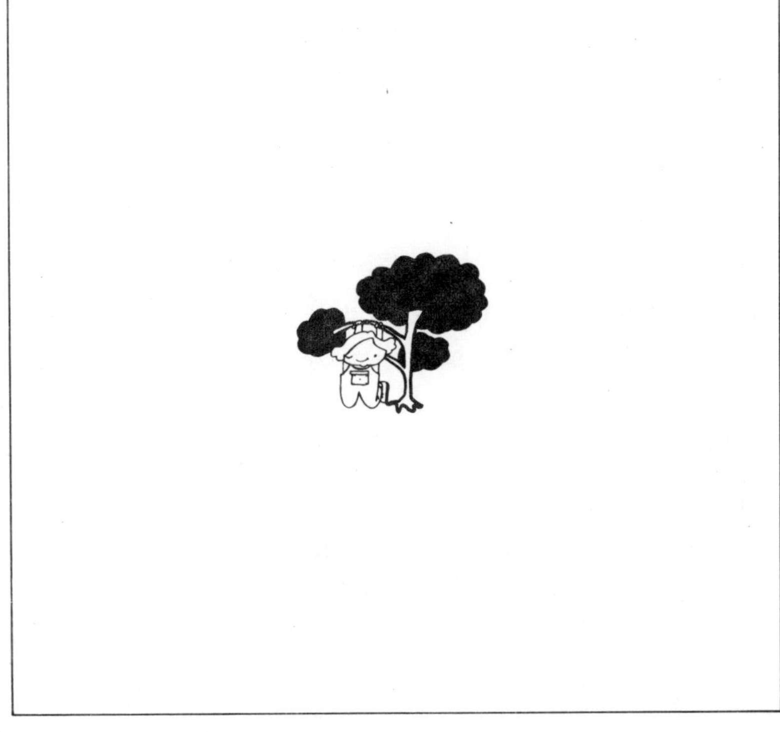

⑥ 이것만은 알아두자

스트레스에 강한 마음을 만드는 생활 대책

① 마음의 긴장을 심층 제거하는 '자율훈련법(自律訓練法)'의 바른 실시법

심신의 긴장을 풀고 휴식을 취하기 위한 '6개의 공식'

전항에서는 심료내과에 있어서 3대치료법에 대한 개요만을 기술하였으나 지금의 치료법은 바른 절차만 밟으면 스스로 할 수 있는 것이다.

그러면 이 치료법에 대하여 하나하나 자세하게 설명해 가기로 하자.

먼저 마음의 긴장을 제거하고 심신을 릴렉스하게 하는 자율훈련법에 대해서이다.

자율훈련법은 제1단계에서 제6단계까지의 6단계로 나누는데, 이것을 '6개의 공식'이라 부른다. 최종 단계까지 마스터할 수 있으면 언제 어디서나 자기 최면 상태에 들어갈 수 있고 '긴장'등의 정신적 긴장상태를 해소할 수 있도록 된다.

그러면 그 실시 방법을 순서대로 설명해 보자.

★ 준비단계〈엉거주춤 자세〉

자율훈련법에 들어가려면 조용한 환경이 필요하다. 습관되면 어떤 장소라도 괜찮겠지만 처음에는 정신을 집중할 수 있는 조용한 장소를 선택하라.

먼저 패기가 없을 정도로 긴장을 풀고 휴식을 취할 자세를 취하라.

이것을 '엉거주춤 자세'라 부르는데 엉거주춤 앉은 기분으로 편안한 자세를 취하라. 넥타이나 벨트는 느슨하게 하고 시계나 안경 등은 빼놓는다.

자세를 취하는 것이 끝났다면 조용히 눈을 감고 다음과 같은 생각을 한다.

'나의 마음은 대단히 릴렉스하다'

그리고 다음에 머리 꼭대기에서 발끝까지 관절의 모두를 릴렉스하게 한다. 먼저 머리를 조금 움직여서 '머리도 릴렉스하다'라고 암시한다. 이윽고 어깨, 가슴의 관절, 손목, 손가락을 마찬가지의 요령으로 릴렉스하게 하고, 다음은 상반신을 조용히 흔들며 '상반신이 완전히 릴렉스하고 편안하게 되었다'라고 암시한다.

이것을 하반신에도 미치게 해서 전신을 완전히 릴렉스하게 한다. 이 단계에서 '전신이 대단히 편안하고 기분도 차분하다'라고 암시해 느긋하게 복식호흡(腹式呼吸)을 한다.

단, 복식호흡은 얼마간은 훈련이 필요하므로 습관이 될 때까지는 '깊게 토한다'라는 기분으로 내쉬는 시간을 조금 길게 심호흡한다.

이것으로 꽤 차분한 기분이 될 것이다.

★ 제1공식 〈중감 암시(重感暗示)〉

준비단계를 끝냈다면 이윽고 제1단계로 들어간다.

여기에서는 '무겁다'라는 암시를 사용한다. 먼저 전신의 힘을 빼고 오른손(손바닥)에 의식을 집중시킨다. 이때 너무 강하게 의식을 집중하면 역효과가 나므로 주의를 요한다. 그 요령을 순서대로 써보면 처음에는 눈을 감은 채로 오른손 엄지손가락의 형(形)을 상상한다. '이것이 자신의 엄지손가락인 것이다'라고 생각한다.

다음엔 집게손가락, 손바닥, 손의 모양, 손등의 순으로 진행한다. 더욱이 손목에서 팔꿈치까지, 팔꿈치에서 어깻죽지까지의 순서로 의식을 이용해 가서 마지막에는 오른손, 오른쪽 팔 전부를 의식한다.

이때 다음과 같은 암시를 한다.

'오른손이 무겁다', '오른손이 무겁다'

편안하게 마음 속에서 생각한다. 화내지 않도록 하며 '왠지 무겁게 되어 간다'는 정도의 기분으로 있는 것이 좋겠다.

더욱이 '오른손이 축 쳐져 있다', '오른손의 힘이 내려온다' 등의 암시를 가하면 보다 효과적이다. 그리고 오른손의 다음은 왼손, 오른발, 왼발도 마찬가지로 암시한다.

★ 제2공식 〈온감 암시(温感暗示)〉

다음은 따뜻하다 라고 느끼는 암시이다. '오른손이 따뜻하게 되어 온다'라고 암시한다. 마찬가지로 왼손, 오른발, 왼발의 순으로 암시를 전개한다.

이 암시를 하면 실로 피부의 온도가 1~2도 상승한다. 혈관을 감고 있는 근육의 긴장이 느슨하게 되어 혈관이 넓어지고, 혈액이 풍부하게 되는 것으로 피부 체온이 상승하는 셈이다.

따뜻한 느낌이 쉽게 되지 않을 때에는 뜨거운 물에 발을 담근 장면이나 난방기구로 따뜻하게 한 모습을 상상하라.

더욱이 이 때에도 필사적으로 따뜻한 것은 아니고, 따뜻함을 '쬐고 있다'의 느낌이 되는 것이 중요하다.

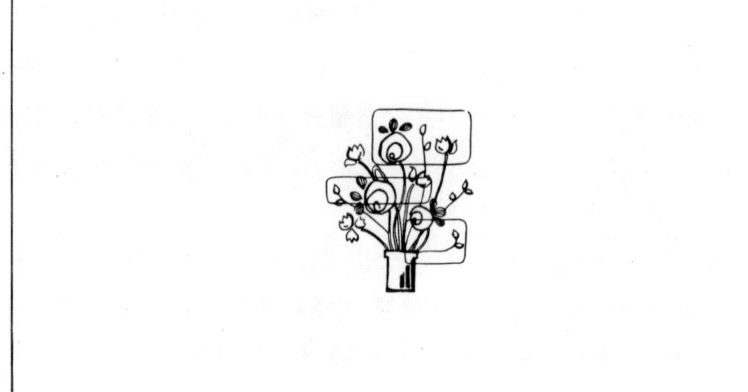

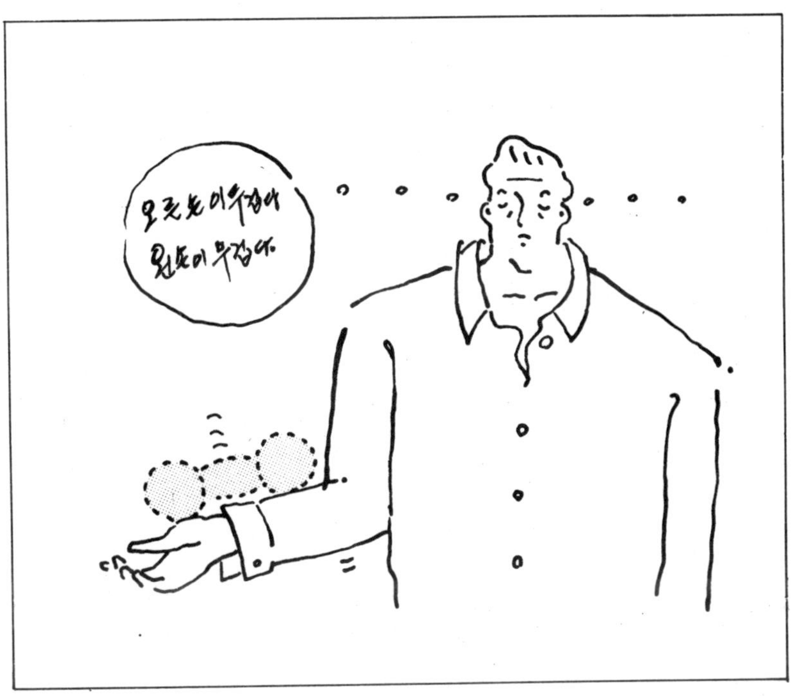

★ 제3공식〈심장정상 암시(心臟正常暗示)

이 '심장이 조용하고 규칙적으로 뛰고 있다'라고 암시한다.

암시를 걸면 심장이 뛰는 소리가 규칙적으로 분명히 들리고 기분이 차분해지기 시작한다. 말하기 전의 릴렉스법으로 이 암시는 대단히 효과적이다.

단, 이 암시에 한해서는 심장에 장해가 있는 사람은 생략해야만 한다. 의사의 어드바이스를 받도록 한다.

★ 제4공식 〈조용한 호흡의 암시〉

편안한 기분으로 호흡하는 이미지를 그리면서 다음과 같이 암시하라.

'대단히 좋은 기분이다. 나는 조용히 깊게 호흡한다'

이 때 의식적으로 호흡을 조절하려 하지 말고 자연스럽고 편안하게 호흡할 수 있도록 하는 것이 포인트이다.

★ 제5공식〈복부온감 암시(腹部温感暗示)〉

배가 따뜻하다 라는 암시이다. 위 주위가 후끈후끈하고 따뜻하다 라는 이미지를 갖으라. 이 때 배의 내부보다도 표면이 따뜻하다 라고 생각하는 쪽이 좋겠다.

따뜻하다는 느낌이 쉽게 들지 않으면 손발의 따뜻함을 암시할 때와 마찬가지로 따뜻한 상태를 상상하여 암시하면 스무드하게 된다.

★ 제6공식〈액부양감 암시(額部涼感暗示)〉

이마가 서늘하다고 느끼는 암시이다.

'나는 몸도 마음도 편안하여 기분이 좋다. 이마가 기분 좋게 시원하다'라고 암시한다. 이렇게 하면 실제로 이마가 시원하게 되고, 머리가 상쾌하게 된다.

주의해야 할 사항

자율훈련법의 마지막에는 '소거(消去)'(또는 취소)를 행한다. 이것은 좌우의 손을 힘있게 쥐었다 폈다하여 최면의 트랜스 상태에서 빠져나오는 것이다. 이것을 해두지 않으면 멍하게 실수를 범하는 일이 있으므로 주의하라. 더욱이 손을 강하게 개폐한 뒤에 머리와 어깨도 잘 돌려준다.

훈련은 서두르지 말고 조금씩 장기간에 걸쳐 행하라. 1회의 훈련시간은 5분이나 10분 정도가 적당하다. 이것을 하루에 아침, 점심, 저녁 3회 되풀이 하는 것이 이상적이나 바쁠 때에는 1일 1회만으로도 좋으니까 매일 계속하도록 하라.

이 자율훈련법은 제1공식과 제2공식을 충분히 마스터하면 목적은 거의 달성한 것이다. 기분 좋게 연속으로 행하도록 하라.

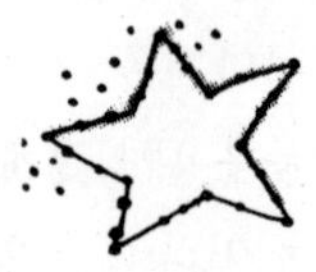

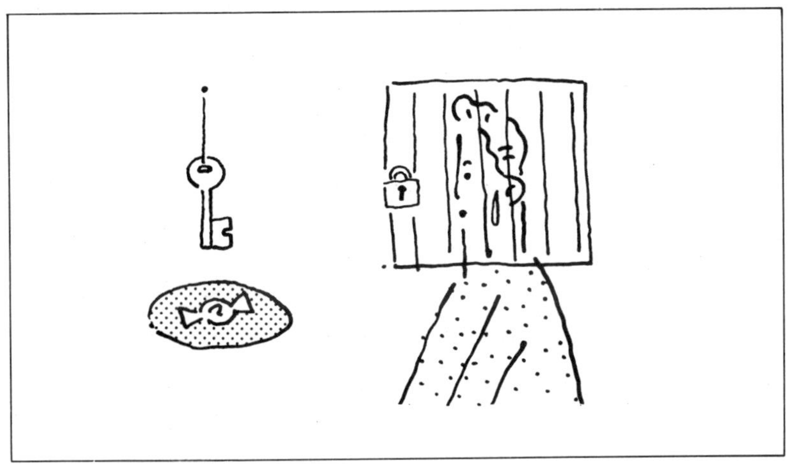

② 의욕을 일으키는 '오페란트 조건을 붙임'

엿과 채찍으로 나쁜 습관을 교정한다

다음으로 행동요법의 하나인 '오페란트 조건을 붙임'에 대해 알아보자.

이것은 이미 이야기한 것과 같이 파브르의 조건반사(條件反射)에서 발전해온 요법이나, 한마디로 말하면 '엿과 채찍'을 주는 것에 의해 나쁜 습관과 행동 패턴을 교정하고 의욕을 일으킨다 라는 것이다.

예를들면 지나친 끽연과 음주는 스트레스의 커다란 원인이 되지만 이들의 부적응 행동을 교정할 때는 대단히 도움이 된다.

가령 여기에 금연하려는 사람이 있다고 하자. 이 경우, 단지 금연을 결심한 것만이 아니고 만일 하루종일 한개피도 피지 않았다면 그날 저녁 반주로 1잔을 한다. 반대로 한개피라도 피웠다면 술은 금지라는 식으로 얼마간의 '엿과 채찍'을 스스로 주는 것이다. 그러므로 금연에 임하는 자세도 자연히 다른 셈이다.

한편 이 경우 자신의 기호품을 대상으로 선택하면 한층 큰 효과를 기대할 수 있다. 술이거나 케익이거나 혹은 영화감상 등등 사람에 따라서 자신이 가장 좋아하는 대상을 정하면 된다.

타인과 계약을 교환하면 보다 효과가 있다

그러나 이 방법은 실제로는 대단히 어려운 면을 가지고 있다. 그 이유는 거의 대부분의 사람이 그다지 의지가 강하지 않기 때문이다. 가령 기호품을 조건으로 붙인 재료를 선택해도 아무도 보지 않으므로 '아마 1개피 정도는 피워도 괜찮을 거야'라고 되어버리는 것이 사람들의 일반적인 습성이다.

여기에서 보다 효과를 확실히 하기 위해 타인과 계약을 교환하는 것이다. 결국 '만일, 하루에 한개피라도 담배를 피우면 한끼를 굶긴다'라는 식으로, 자신의 아내나 아이와 약속한다. 그러면 금연을 하지 못한 경우는 확실히 부담이 갸해지는 것이므로 확실하게 되지 않을 수 없다.

이 계약의 상대는 누구라도 상관없다. 일반적으로는 부부 사이에 교환하는 것이 제일 좋겠지만 친구나 라이벌과 교환하는 것도 효과를 기대할 수 있다.

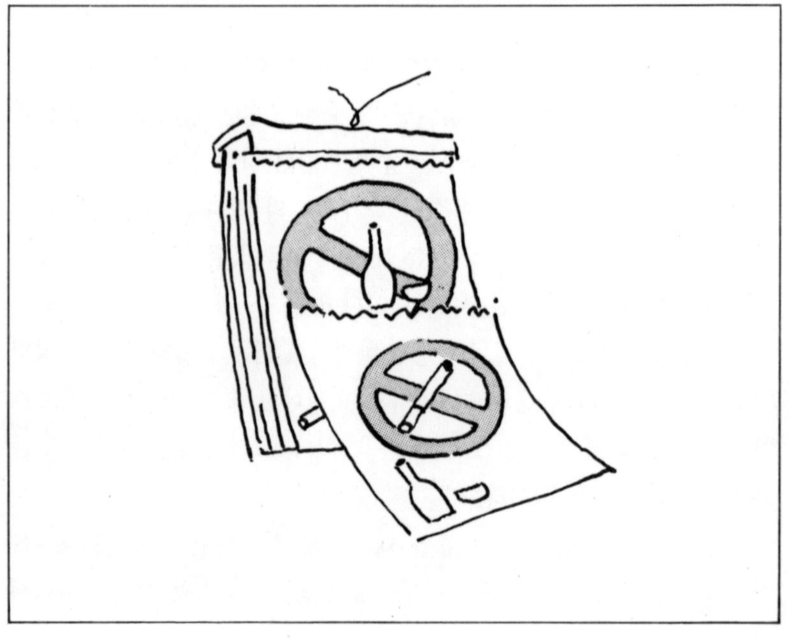

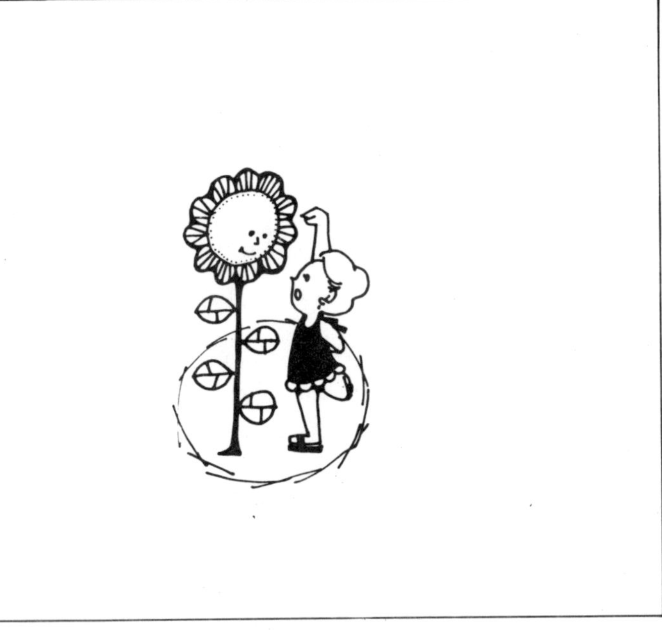

③ 불안감을 제거하는 '계통적 탈감작법(系統的脫感作法)

단계적으로 불안, 공포를 없앤다

　행동요법에는 오페란트 조건과 더불어 불안감을 제거하는 계통적 탈감작법이 있다.

　계통적 탈감작법이라 하면 무엇을 말하는 것일까. '감작(感作)'이라는 것은 의학용어로 '항원에 대하여 민감하게 반응하는 것'이므로 '탈감작'은 그것과는 반대인 '항원에 대하여 둔하게 된다'라는 것이 된다. 따라서 계통적 탈감작은 '과민한 체질을 계통적·단계적으로 치료해 가는 일종의 단련법'이라는 정도로 이해하면 된다.

　이 요법을 행하는 방법에는 불안, 공포와 직접 대결시키는 실시법과 이미지의 세계에서 불안과 공포에 익숙하게 하는 방법이 있다. 여기에서는 후자인 이미지 세계에서 불안, 공포에 익숙하게 하는 방법에 대하여 설명하겠다.

먼저 다음 표를 보자.이것은 남과 만나는 것이 불안하고 두렵다 라는 상황을 가장 강한 느낌부터 순서대로 10단계로 나란히 열거한 예이다 (이것을 '불안계층표'라 부른다). 오른쪽의 점수는 그 상태를 표시한 것으로,가장 강하게 느낀 항목을 100점으로 하고 이하 90점, 80점으로 각기 각자가 느끼는 대로 적당한 점수를 붙인 것이다.

이렇게 표가 완성되었다면 다음 탈감작법을 시작하자.

먼저 자율훈련법으로 심신을 릴렉스하게 한다. 그리고 충분히 릴렉스하게 되었으면 점수가 가장 낮은 '친구와 자택에서 서로 이야기한다'의 입장을 이미지화 한다. 이 이미지에 의해 불안이 생기기 전에 다음 단계로 먼저 진행해서는 결코 안된다. 불안을 느끼게 될 때까지 몇 번이나 같은 이미지를 되풀이 하여 불안을 느끼기 시작하면 다음 단계로 나아가도록 하라.

이렇게 하여 불안도 점수가 가장 낮은 것부터 서서히 극복해 가기 시작하면 이윽고 불안도 점수가 가장 높은 항목, '처음으로

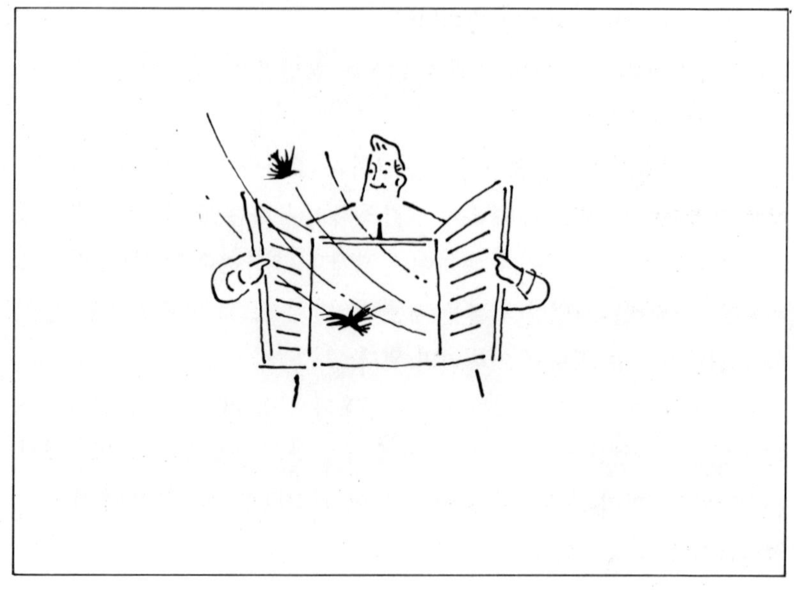

불안계층표의 예(대인공포증(對人恐怖症)의 경우)

항　　　　　목	불안도 점수
① 첫대면에 사장과 1대1로 이야기한다	100점
② 거래처의 사장과 1대1로 이야기한다	90점
③ 자신의 회사 사장과 이야기한다	80점
④ 거래처 부장과 이야기한다	70점
⑤ 상사와 1대1로 이야기한다	60점
⑥ 모르는 여성과 1대1로 이야기한다	50점
⑦ 주위사람과 이야기한다	40점
⑧ 회사의 동료와 다방에서 이야기한다	30점
⑨ 친구의 집에서 이야기한다	20점
⑩ 친구와 자택에서 서로 이야기한다	10점

대면한 사장과 1대 1로 이야기한다' 인 것에도 불안을 느끼지 않게 되는 것이다.

처음에는 하루에 15분 정도, 결코 서두르지 말고 천천히 착실하게 행하라.

심리적인 계통적 탈감작법으로 알레르기도 치료한다

계통적 탈감작법은 어느 정도 마음의 문제에도 응용할 수 있다. 고소공포증(高所恐怖症), 대인적면증(對人赤面症), 불결공포증(不潔恐怖症), 폐소공포증(閉所恐怖症), 선단공포증(先端恐怖症) 등을 치료할 때 큰 효과를 발휘한다.

여기에 첨가해서 이 요법은 알레르기 환자도 치료할 수 있는 것이다.

알레르기 환자를 치료한다는 것은,원래 계통적 탈감작법이라는 것이 알레르기 환자의 치료법으로 개발된 것이기 때문이다. 예를 들면 식품 알레르기와 피부 알레르기는 일반적으로 체질적 원인에 의해 생기는 것이라 생각되지만, 실제로는 마음도 한 원인이 되어 생기는 것이 있다. 결국 식품 등에 대한 혐오감에 의해 알레르기 반응을 일으키는 셈이다.

이와같이 알레르기를 치료하는 경우도 식품 알레르기라면 설사, 메스꺼움, 두드러기 등의 과민한 반응을 나타내는 식품에 대해 '그 식품의 이름을 떠올린다', '식품의 형태를 떠올린다……' 등의 순으로 익숙해지는 훈련을 한다.

그런데 이 계통적 탈감작법에 대해 '실제로 행하지 않고 단지 이미지 조작을 하는 것만으로 정말 효과가 있는 것인가'라고 의문을 떠올리는 사람도 적지 않을 것이다. 그러나 생각해 보면 우리들이 느끼는 불안과 공포, 혐오감 등은 객관적인 근거가 있어 생기는 것이라도 처음부터 갖고 있는 것은 아니다. 대부분은 무엇인가 충동적인 체험이 있어서 후천적으로 생긴 것으로, 그 의미로는 일종의 공상적, 관념적 산물이다. 그러므로 일견 관념적으로 보는 이 치료는 실은 본인의 마음 속에 깃든 불안을 제거하는데 가장 적당한 방법이라 할 수 있는 것이다.

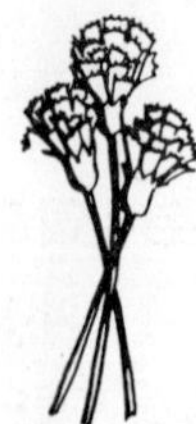

증상별 · 에고그람의 타입

과민성대장(30세, 영업하는 사람)
10점
부친적 P
모친적 P
어른의 A
자유적 C
순응하는 C

십이지장궤양(48세, 회사 사장)
10점
부친적 P
모친적 P
어른의 A
자유적 C
순응하는 C

울릉(58세, 과장대리)
10점
부친적 P
모친적 P
어른의 A
자유적 C
순응하는 C

원형탈모증(39세, 과장)
10점
부친적 P
모친적 P
어른의 A
자유적 C
순응하는 C

이상적 에고그람
10점
부친적 P
모친적 P
어른의 A
자유적 C
순응하는 C

기관지 천식(28세, 영업직)
10점
부친적 P
모친적 P
어른의 A
자유적 C
순응하는 C

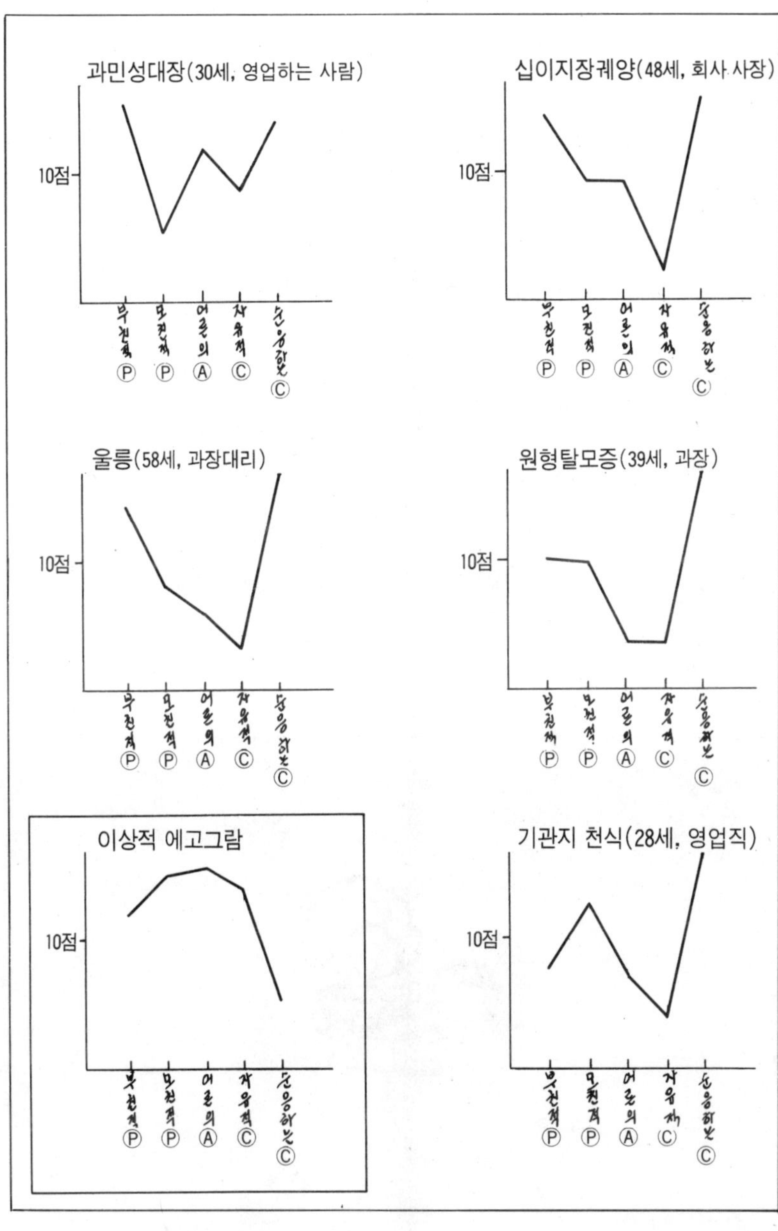

④ '교류분석(交流分析)'으로 정말 자신을 알 수 있을까

지금까지 스트레스에 지지 않는 생활대책으로써 자율훈련법과 행동요법에 대하여 설명해 보았다.

그러나 스트레스에 지지 않기 위해서는 먼저 자신이 어떤 성격의 인간인가를 아는 것이 대단히 중요하다.

이 방법은 '교류분석'이라 불리는 요법 중에 구조분석이라 부르는 것으로, 2번째 장에서 시험해 본 '자기 진단 체크리스트'(에고그람)를 기본으로, 자신의 성격 중 '악영향'을 알아 내어 몸과 마음을 셀프 컨트롤하는 것을 목적으로 하고 있다.

이 교류분석은 미국의 정신과의사 에릭 한 박사에 의해 창안된 것이다. 그는 인간의 성격과 행동에는 3개의 특징적인 패턴이 있다는 것을 알아차리고 각기 ⓟ (Parent : 부모의 자아상태), Ⓐ (Adult : 어른의 자아상태), Ⓒ (Child : 아이의 자아상태)라 명하고 ⓟ Ⓐ Ⓒ의 밸런스가 그 사람의 성격과 행동을 결정한다고 생각했다. 그 뒤 ⓟ와 Ⓒ에 대해서는 각기 2개로 나누어 생각할 수 있도록 되어 현재는 다음에 나타내는 5개의 항목으로 그 사람의 성격을 판단하는 것이 일반적으로 되어 있다.

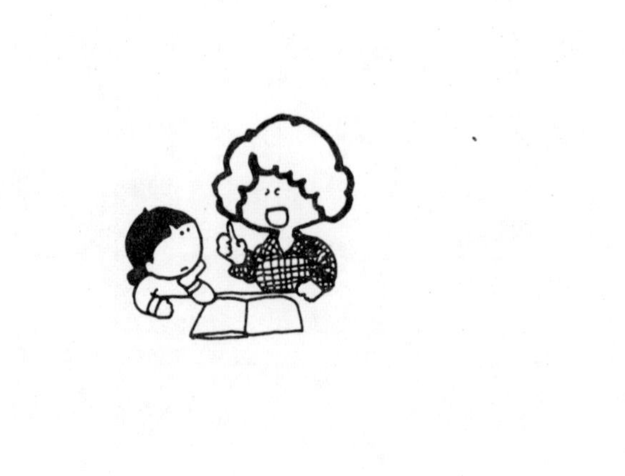

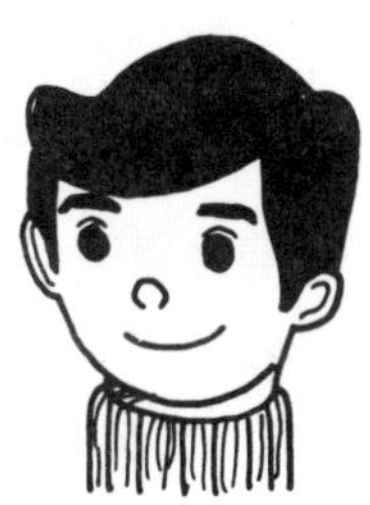

① 부친적 ⓟ—이것이 강하면 엄격, 약하면 변변하지 못함.

② 모친적 ⓟ—이것이 강하면 남을 잘 보살펴 주고 약하면 냉담.

③ Ⓐ (어른의 마음)—이것이 강하면 합리주의, 약하면 현실 무시.

④ 자유적인 ⓒ—이것이 강하면 방약무인, 약하면 위축.

⑤ 순응하는 ⓒ—이것이 강하면 좋은 아이, 약하면 방종.

이 항목을 확실히 염두에 두고 앞의 표를 참조하면서 이야기를 진행해 가기로 하자.

밸런스를 맞추는 것이 스트레스에 강하게 되는 비결

이 표에 나타난 것은 모두 스트레스증(심신증)에 걸린 사람의 에고그람이다. 이것을 보고 무엇인가 알아차린 것은 없는가? 그렇다. 어느 에고그람이나 자유적인 ⓒ가 낮고, 순응 하는ⓒ가 이상할 정도로 높은 것이다.

이것이 스트레스증의 최대의 특징으로, 그것은 단적으로 말하면 자기의 기분을 솔직하게 표현할 수 없고 욕구불만을 내부에 쌓아 두고마는 성격을 나타내고 있다. 그러므로 스트레스에 강하게 되기 위해서는 너무 낮은 자유적인 ⓒ를 높게 하고 너무 높은 순응 하는 ⓒ를 낮게할 필요가 있는 셈이다.

구체적으로는 전항에서 기술한 자율훈련법이 가장 효과적인 방법이다. 자율훈련법은 여러가지 암시를 스스로 부여하여 몸과 마음을 셀프 컨트롤하려는 것으로, 이것은 단적으로 말하면 자신의 마음에 숨은 원망과 욕구를 솔직하게 표현할 수 있도록 하는 것이다.

그외의 항목에 대해서도 부친적 Ⓟ나 모친적 Ⓟ, 어른의 Ⓐ 등이 극단적으로 높을 때는 주의가 필요하다. 결국, 5개의 항목에 이상적인 에고그람을 더하여 밸런스를 맞추어 가는 것이 중요한 셈이다.

이상으로 스트레스에 지지 않는 대책을 기술하였으나, 이 외에도 적당량의 술과 오락 또는 스포츠로 기분전환을 꾀하여 스트레스를 해소하는 방법이 있다. 그러나 보다 더 중요한 것은 규칙적인 생활과 그 생활을 즐기는 정도의 정신적인 여유이다. 옛날부터 '웃으면 복이 온다'라고 했는데 웃는 생활이야말로 스트레스 해소의 첩경이라고 할 수 있다.

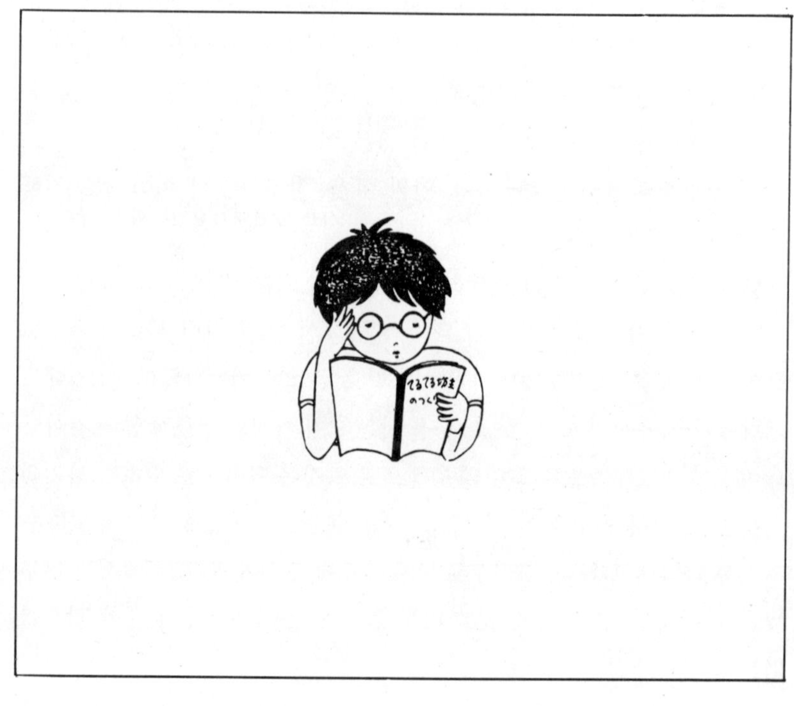

판 권
본 사
소 유

스트레스 · 정신피로 치료법

2003년 6월 25일 재판
2003년 6월 30일 발행

지은이 / 현대건강연구회
펴낸이 / 최　　상　　일

펴낸곳 / 太乙出版社
서울특별시 강남구 도곡동 959-19
등록 / 1973년 1월10일(제4-10호)

©2001, TAE-EUL publishing Co., printed in Korea
잘못된 책은 구입하신 곳에서 교환해 드립니다.

■ **주문 및 연락처**

우편번호 100 - 456
서울특별시 중구 신당6동 52-107 (동아빌딩 내)
전화 / 2237-5577 팩스 / 2233-6166

ISBN 89-493-0182-2 13510

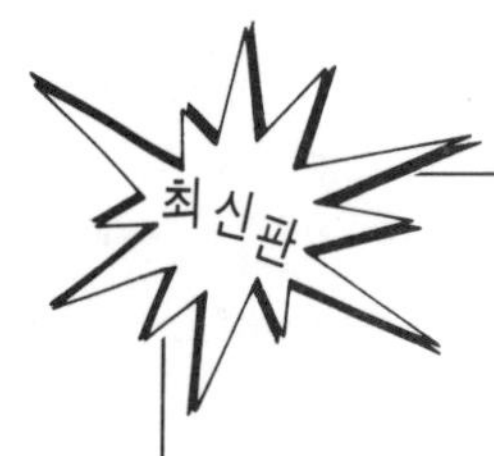

"太乙出版社가 엄선한 현대 가정의학 시리즈"